U0208413

超声医学诊断进展

殷小茹　著

汕頭大學出版社

图书在版编目（CIP）数据

超声医学诊断进展 / 殷小茹著 . -- 汕头 ： 汕头大学出版社，2022.9
ISBN 978-7-5658-4810-0

Ⅰ . ①超… Ⅱ . ①殷… Ⅲ . ①超声波诊断 Ⅳ . ① R445.1

中国版本图书馆 CIP 数据核字（2022）第 179836 号

超声医学诊断进展

CHAOSHENG YIXUE ZHENDUAN JINZHAN

作　　者：殷小茹
责任编辑：陈　莹
责任技编：黄东生
封面设计：中图时代
出版发行：汕头大学出版社
　　　　　广东省汕头市大学路 243 号汕头大学校园内　邮政编码：515063
电　　话：0754-82904613
印　　刷：廊坊市海涛印刷有限公司
开　　本：710mm×1000mm　1/16
印　　张：8
字　　数：140 千字
版　　次：2022 年 9 月第 1 版
印　　次：2023 年 1 月第 1 次印刷
定　　价：158.00 元
ISBN 978-7-5658-4810-0

前　言

超声医学是将超声技术用于疾病诊断、治疗、医学研究、促进人体健康事业发展的一门新兴学科。

它是生物医学超声物理学、生物医学超声工程学及相关的材料科学、电子技术、计算机技术、信息处理技术、制造工艺等学科的最新成就与现代医学的完美结合。现代科学技术突飞猛进，超声医学的理论与临床技术日臻成熟，已经被广泛应用于临床医学的各个领域，成为防病治病的重要手段，尤其在医学影像诊断中，超声影像检查与其他医学影像如 CT、MRI、核素扫描检查相比，具有快捷、无创、准确、方便、无放射性、无痛苦、费用相对较低等独特优势，深受广大医师与患者的欢迎，成为医学影像检查的首选。

全书共分四章，具体内容包括：第一章超声医学概述；第二章眼部疾病；第三章乳腺疾病；第四章胸腔疾病。

由于作者水平所限，书中难免存在缺点和不足，恳请同行专家及广大读者予以批评指正，以便再版修改补充。

作　者

2022 年 3 月

目　录

第一章　超声医学概述

　　超声诊断目前主要应用的是超声的反射原理，即超声的良好指向性和与光相似的反射、折射、衰减及多普勒效应等物理特性。不同类型的超声诊断仪，采用不同的方法将超声发射到体内，并在组织中传播，当正常和病变组织的声阻抗有一定差异时，它们所构成的界面就会对其发生反射和散射，用仪器将此种反射和散射的超声（回波）信号接收下来，并加以检波等一系列的处理之后，便可将其显示为波形（A超）、曲线（M超）或图像（B超）。由于各种组织的界面形态、组织器官的运动状态和对超声的吸收程度不同，其回声有一定的共性和某些特性，结合生理、病理解剖和临床表现，观察、分析这些情况，总结其规律，可对病变部位、性质或功能障碍做出指向性的以至肯定性的判断。

　　超声能显示人体软组织及其活动状态，对软组织的分辨力比 X 线要大 100倍，因而它被广泛地应用于人体各种内脏器官及头面五官和四肢，甚至颅脑及骨骼疾病的诊断。它并具有实时显示、操作简便、重复性好、快速准确、轻巧便利、价格低廉及无创无痛（介入超声例外）等优点。因而它已与 X 线 CT、磁共振成像及核素显像齐名，成为四大现代医学影像技术之一，且在心血管疾病诊断中具有独特的作用。

第一节　超声波的性质

声波是机械振动在弹性介质内的传播，它是一种机械波。按照频率的高低分类，频率在 16 Hz 以下，低于人耳听觉低限者为次声，频率在 16～20000 Hz，人耳能听到者为可闻声；频率在 20000 Hz 以上，高于人耳听觉高限者为超声波。

当声波从一种介质向另一种介质传播时，由于声阻抗不同，在其分界面上，一部分能量返回第一种介质，这就是反射。而另一部分能量穿过第二种介质并继续向前传播，即为透射。反射波的强弱是由两种介质的声阻抗差决定的，声阻抗越大，反射越强。

当两种介质声速不同时，穿过大界面的透射声束就会向偏离入射声束的方向传播，这种现象称为折射。

超声波在介质中传播，如果介质中含有大量杂乱的微小粒子（如血液中的红细胞、软组织中的细微结构、肺部小气泡等），超声波便激励这些微小粒子成为新的波源，再向四周发射超声波，这一现象称为散射。它是超声成像法研究器官内部结构的重要依据，利用它能弄清器官内部的病变。超声波在介质中传播，如遇到的物体直径小于 $\lambda/2$ 时，则绕过该物体继续向前传播，这种现象称为绕射（也称衍射）。由此可见，超声波的波长愈短，频率愈高，能发现的障碍物则愈小，既显现力愈高。具有方向性的成束声波，即根据声的指向性，集中在某方向发射的声波束，称为声束。

从声源发射经介质界面反射至接收器的声波称为回声（又称回波）。

超声波在介质中传播，声能随传播距离的增加而减小，这种现象称为衰减。超声在介质中传播时，介质质点沿其平衡位置来回振动，由于介质质点之间的弹性摩擦使一部分声能变成热能，这就叫黏滞吸收。通过介质的热传导，把一部分热能向空中辐射，这就是热传导吸收。黏滞吸收和热传导吸收都能使超声的能量变小，导致声能衰减。因此，衰减指的是总声能的损失，而吸收则是声能转变成热能这一部分能量的损失。

声波在介质中传播时，介质质点（粒子）发生稀疏或密集，有声波传播的区域中的质点便获得了动能或位能，这部分能量称为声能。

在一不易透声的环境中，有一处具有介质，超声可通过该介质到达深部，该处即为声窗（又称透声窗）。

用声波照射透声物体，以获得该物体及其内部结构断面图像的一种成像技术，称为声成像。

用声成像或超声成像所获得的图像称为声像图或超声显像。

具有弹性、能够传递声波的各种气体、液体和固体称为传声媒介或传声介质。

放入探头和检测对象之间，使超声波传递良好的介质称为耦合介质。

由超声探头各阵元边缘所产生的，不在超声主声束方向内的外加声束称为旁瓣。

发射强超声波于液体中，液体中产生溶解气体或液体蒸汽的气泡，这种气泡成长而爆裂以至消灭的现象称为空化。

将超声场中低能量密度变换为气泡内部及其周围的高能量密度，能量被聚集到极小的体积之内，使气泡长成并发生爆裂。爆裂时的振动产生猛烈的作用，这就是超声空化效应。它会引起生物机体、细胞和微生物的损伤和破坏。

声源停止后，声波的多次反射或散射使回声延续的现象称混响。

任何紊乱的、断续的、统计上随机的声振荡，也就是在一定频段中任何不需要的干扰，如电波干扰所致的无调声、不需要的声音均称为噪声。

将超声波射入被检体，利用来自被检体的声不连续或不均质部分的反射（界面反射）的方法称反射法。常用超声波脉冲，故又称脉冲反射法。

超声波射入被检体中，利用其直接穿过被检体的超声波的方法称透射法。

石英晶体或压电陶瓷材料，在其不受外力时，不带电。而在其两端施加一个压力（或拉力）时，材料受压缩（或拉伸），两个电极面上产生电荷，这种现象称为正压电效应。材料的压电效应是可逆的，即给压电材料两端施加交变电场时，材料便会出现与交变电场频率相同的机械振动，这种现象称逆压电效应。

当声源与接收器间存在着对向运动时，接收器收到的频率比声源发出的频率增高；反之，当声源与接收器背向运动时，接收器收到的频率比声源发出的频率要低。这一现象称为多普勒效应。接收频率和发射频率差称为频移。

如当火车鸣笛并向着我们开来时，我们听到的是高尖的声音（频率高）；而当它远离我们而去时，听到的是较为低沉的声音（频率低）。

第二节　超声诊断仪与超声图像

超声诊断仪的核心部件是探头，它是发射并回收超声波的装置。它将电能转换成声能，再将声能转换成电能。换能器由晶片、吸声背块、匹配层及导线4个部分组成。医用超声探头的频率通常为1～10 MHz。

探头可分为扇形、方形、凸阵、环阵和相控阵等多种类型。目前，腹部器官超声探测用得最多的是凸阵，它是一种多阵元探头，其阵元排列成凸弧形，工作时依次发射和接收超声，所获得的图像为方形或扇形的结合。凸阵探头探测肾脏可获得宽广的深部和浅表视野，能够容易地获得整个肾脏的切面图像，用于肾脏探测的探头频率多为3.5 MHz。

阻抗匹配探头，此种探头装有专利的、与人体匹配较密的、低声阻抗"软"复合材料，从而改善了同焦点聚焦成像的效应，显著地减少了组织界面和探头之间的混响伪差，消除或降低了近场的雾样模糊的条状信号，使近场组织获得崭新的清晰度。它具有固有的宽频带，可接收70%～80%的信号，而一般探头只接收50%～60%的信号，故它在对近场提供卓越分辨率的同时，不损失对远场的穿透力。

判断探头质量好坏的决定因素是其分辨力。分辨力是超声所能分辨出两界面最短距离的能力。可分纵向分辨力和横向分辨力两种。纵向分辨力（又称轴向分辨力、距离分辨力或深度分辨力），指的是辨别位于声束轴线上两个物体之间的距离的能力。一般的 B 超显像仪，其纵向分辨力可达 1 mm 左右。横向分辨力（又称侧向分辨力、方位分辨力或水平分辨力），指的是辨别处于与声束轴线垂直的平面上两个物体的能力。它用声束恰好能够分辨的两个物体的距离来量度。横向分辨力由晶片的形状、发射频率、聚焦及离换能器的距离等因素决定。现代 B 超显像仪，其横向分辨力可优于 2 mm。

超声扫描对象图像的清晰度与图像线数、帧数均有关。每一帧图像都是由许多超声图像线组成，一个超声脉冲产生 1 条图像线，单位面积内的图像线数越多，即线密度越高，图像就越清晰。这就是图像线分辨力。但线密度与帧率和（或）扫描深度必须兼顾，如线密度增加则帧率和（或）扫描深度必须降低或减少，后者又称帧分辨力。

超声仪显示振幅相似，而灰阶细微差别不同的回声的能力，称为对比分辨力。若灰阶细微差别相似，则此种信息将丧失。因此，对此分辨力也可以说是区分不同组织的能力或超声在显示组织结构质地上微细变化的能力。它受仪器有关的动态范围的影响。

分辨细微结构和血流，并显示其正确的解剖学位置的能力，称为空间分辨力。它由画面的像素总数和声束的特性决定。像素总数可达 512×512 个，甚至 1024×1024 个。声束特性包括纵向和横向分辨力等。

超声仪显示小目标的能力或清晰显示目标细节的能力，称为细节分辨力，又称清晰度分辨力。

正确地显现实时血流全部相位的能力，称为瞬时分辨力，如显示肾动脉血流频谱的收缩末期高峰血流和舒张末期血流实时相位的彩色图像即是。

　　沿超声束的不同深度对某一区域的多普勒信号进行定位探测的能力，称为距离分辨力，又称距离选通。某一区域即为取样容积。

　　在超声场内，将声束中的超声能量会聚成一点的方法称为聚焦。它有利于减小声束，提高横向分辨力，又可分为几何（机械）聚焦和电子聚焦。

　　使声束在整个深度范围内均得到聚焦的方法，称为动态聚焦。一般为 3 点或 4 点动态聚焦，取得的焦点越多，成像速度越慢。

　　连续发射聚焦和连续接收聚焦，在整个图像的全部深度上 512 条显示线中的每一点，即 512 点均连续发射、接收，同时又都连续聚焦而不降低帧频的新技术，称为同焦点聚焦成像。它是通过伴有声聚焦规则系统的全部超声束的参数高速重编程序来实现的。在速度上较传统超声仪快了若干倍，提高了信噪比，从而使图像具有较高的帧率、匀细度、空间分辨力及对比分辨力。

　　将超声波信号加以放大的方法称为增益。一般取对数放大，增益调节通过射频放大器的放大倍数实现，前提是必须有适当的输出能量。在实时扫描过程中，将所需的图像停留在荧光屏上，得到一幅"静止"的图像称冻结。

　　使接收系统的增益随时间而改变的方法，称时间增益控制。由于时间对应于声波的传播距离，因而又称为距离增益控制。一般采取近场抑制，远场增强以使整个图像得以清晰逼真地显示。

　　仪器电路上自动地降低大信号的放大倍数，提高小信号的放大倍数的控制装置，称自动增益控制。它能使强弱不等的回声信号，在显示器上以基本相同的亮度显示出来。

　　用于调整频谱分析电路（一维或二维多普勒仪）或整个多普勒电路（彩色多普勒仪）中输入信号的强弱的装置，称为多普勒增益。

　　去除比限幅电压低的弱信号和噪声，以去除干扰，提高图像清晰度的方法，称为抑制。

　　用来去除脉冲波或连续波多普勒频谱中的低振幅噪声的方法，称为信号抑制。除在高频射流，如严重的主动脉瓣狭窄、小孔室间隔缺损，为显示最大流速应尽量调低外，通常应加大信号抑制，以使频谱清晰。

用于调整压缩多普勒的信号振幅范围，使其最强和最弱信号之间的频谱灰阶差距变小的方法，称范围压缩。灰度（亮度）的等级称为灰阶。一般 B 超仪取8～16 级灰阶，已可获得层次丰富的图像，目前仪器所取的最大的灰阶是 256 级。

把超声模拟信号转换成数字信号，并送入数字扫描换能器处理运算的过程，称为模数（A/D）转换。

单位时间内成像的幅数（帧数）称为帧率。帧率高则图像闪烁少，便于观察分析活动器官。但帧率受到图像数数、观察器官深度、声束和扫描系统的制约。

快速傅立叶转换是一种将傅立叶转换大为简化的新的计算方法。它是通过微机处理来执行的。对复杂的信号通过计算机处理做出计算，就能鉴别现有信号的各种各样的频移和频移信号的有关流向。快速傅立叶频谱分析是组成双功能检查的重要部分，能筛选和定量处理与红细胞有关的频率资料。

利用数学方法对多普勒信号的频率、振幅及其随时间而变化的过程进行实时分析的技术称为实时频谱分析。由法国数学家傅立叶首先证实：任何一个复杂的波形均可分解为一系列基本的、简单的正弦波。

用于滤去由于心房壁、心室壁、血管壁及瓣膜运动所产生的低频信号的装置，称为壁滤波器。检测静脉系和房室瓣血流可选 200～400 Hz，心室和半月瓣血流选 400～800 Hz，瓣膜狭窄、分流和心内分流可选 800～1600 Hz。

每秒内发射脉冲群的次数称为脉冲重复频率，又称取样频率。超声诊断仪的脉冲重复频率范围为 0.5～4 Hz。

B 超彩色显示又称彩色编码显示或伪彩色显示，简称 B 彩或彩阶。它是将超声信号的幅度或黑白图像的各个灰阶值，按照一种线性或非线性函数关系，进行彩色编码，映射成相应的彩色。彩色并不反应目标的真实颜色。但可加强对比度，提高检查者的视觉敏感性，丰富图像信息，补充二维黑白图像的不足。

在超声图像上，不同组织或同一组织由于病变，其传声性能发生改变，表现为回声的强弱不等，一般可分为 6 级，从弱至强具体如下。

无回声区：为病灶或正常组织内不产生回声的区域。

低回声：又称弱回声，为暗淡的点状或团块状回声。

等回声：病灶的回声强度与周围正常组织的回声强度相等或近似。

中等回声：为中等强度的点状或团块状回声。

高回声：回声强度较高，但一般不产生声影，多见于纤维化或钙化的组织。

强回声：超声图像上形成的反光增强的点状或团块状回声，其强度最强，一般有声影，多见于结石与骨骼。

此外，根据回声的多少和形态还有所谓的浓密回声，即图像上密集而明亮的点状回声。而点状回声就是通常所说的"光点"。实性回声则指的是在图像上的某一区域，无后壁和后增强效应，可肯定为实质的回声。

由于障碍物的反射和折射，声波不能到达的区域，亦即强回声后方的无回声区，就是所谓的声影，见于结石、钙化、致密组织回声之后。

中间为强回声，周围为弱回声，整个形态类似肾脏的图像称为假肾征，常见于正常胃亦可见于肠道肿瘤。

由于超声成像系统原理上的不足、技术上的限制、方法上的不全、诊断上的主观臆断等客观条件和人为因素造成的图像畸变或假象，以及检测得到的数据与真实情况有差异的均属伪差，又称伪象、假象、伪影等。它可导致误诊，故须充分了解其原因和特征，以鉴别真伪。

因增益调节不当所致的伪差称为增益调节伪差。增益过低可使目标变小、回声变暗，增益过高可使目标变大、回声增强而造成误诊，如使内部回声增多的小囊肿误诊为实性肿物。

由于声速差异、折射及仪器与探头等各种原因造成的超声成像仪在测量距离时出现的伪差，称为测距伪差。纵向测距伪差，取决于介质声速与软组织平均声速之间的差值大小。横向测距伪差，多由折射造成，与界面间的声速变化也有关，测距伪差还与仪器、探头及目标物是否斜位等有关。超声引导穿刺术中，对深部的细管道进行定位应注意。现今用计算机进行校正，可克服声束所致的伪差。

超声垂直照射到平整的界面而形成声束在探头与界面之间来回反射，出现等距离的多余回声，其回声强度依次减弱，称为多次反射。由多次反射和（或）散射而使回声延续出现的现象称为混响。腹壁回声常出现混响，使膀胱和肾脏浅表囊肿等部位出现假性回声。

多途径反射伪差，当声束非垂直入射到界面，反射波束偏离声束方向，遇到另一个不在声束传播方向上的界面，再次产生反射返回探头时，在示波屏上显示的位置与目标实际所在的位置不一致所致的伪差。在临床上，可通过改变角度与部位，使声束垂直入射到界面来消除这种伪差。

在多普勒基线两侧同时出现对称的频谱假象，称多普勒信号的镜像伪差。它使方向判断发生困难，常见门脉主干与左支，肠系膜上动、静脉，脾动、静脉，胃左静脉，脐静脉子宫动脉及移植肾动脉等。其原因是：多普勒声束的 θ 角近于90°，导致频差太小；因多普勒增益过高，引起弱信号扩大，噪声加大。防止的方法是减小 θ 角，降低多普勒增益。

在多普勒频谱图上，频带与基线之间的无回声信号区，称空窗区。

在正常血管内，红细胞以相当一致的方向和速度流动，这种血流即为层流。其多普勒频移的增减与大小相似，速度分布剖面图呈中央在前，两侧靠后的抛物线状。频谱呈狭带状，回声密集，Reynold 数小于1000。彩色多普勒血流图呈单一色彩，中央鲜亮，两侧依次变暗。其可听血流信号呈平顺的乐音。

红细胞运动的方向和速度不一致的血流，称为湍流。其多普勒频移大小不均，正负不一。频谱呈宽带形，回声稀疏，Reynold 数大于2000。彩色多普勒血流图呈多色混杂状。其可听血流信号呈粗糙的混杂音。湍流又可分为紊流、射流和涡流 3 种。

紊流频谱形态不规则，单向主频谱充填、流速 40～60cm/s，有低幅负向频谱。彩色多普勒血流图显示彩色明亮，正向血流红中带黄，负向血流蓝中带紫。此型多见于二尖瓣狭窄及各瓣口关闭不全。

射流频谱呈单向波形，有明确的主频谱且部分充填，血流速度 100～200cm/s，甚至更高。加速和减速时间均延长。彩色多普勒血流图显示正向血流呈鲜亮的红色并带黄色，负向血流呈鲜亮的蓝色并带白色。

涡流为经过严重狭窄后扩张的血管腔或心腔所形成的许多小漩涡状离散的血流。其频谱无规则、呈双向、无明确主峰。主频谱全充填，流速 80～140cm/s。彩色多普勒显示五彩镶嵌的血流。可闻血流声嘈杂刺耳响度大。此种血流见于室间隔缺损、瓣口反流及明显的动脉狭窄等病变。

血流进入大的空腔时，其主血流朝前，抵达腔壁后折返，在主血流的侧方形成一反向血流，两股血流方向相反，各占一定范围，较大的漩涡，即所谓漩流。彩色多普勒显示出边界分明的红、蓝 2 条血流束。在多普勒频谱图上见正、负双向的血流频谱，均为层流，离散度不大。此型血流见于正常人的左心室流入及流出道，部分动脉导管未闭的肺动脉干内及夹层动脉瘤的动脉扩张处。

第三节　超声波的特点和分类

超声诊断仪大致可按超声的发射、接收、控制扫查的方式和回声显示 4 个方面分类。

按超声发射方式可分为连续发射法和脉冲发射法。

按接收超声的方式可分为反射法和透射法。

按控制扫查的方式可分为超声手控式、机械式（又分为慢速扫查和快速扫查）电子式（又分为线阵和相控阵）。

按回声的显示方式可分为超声示波诊断法（A 型诊断法）、超声显像诊断法（B 型诊断法）、超声光点扫描法（M 型诊断法）和超声频移诊断（D 型法）。

按回声显示方式分类是现时最常用的超声诊断的分类方法。按这一分类方法制成并命名的超声诊断仪现已广泛用于临床并为人们所采纳。

B 型诊断法又可分为慢速成像法（包括手控探头扫查法、机械运动探头扫查法和计算机驱动探头扫查法）和快速成像法（包括机械方形扫查法、机械扇形扫查法、电子线阵-方形扫查法、电子相控阵-扇形扫查法）。

属于 B 型诊断范围的还有 P 型、C 型、超声全息法、超声摄像法、超声 CT 和 F 型超声等。

一、A 型超声

A 型（超声，为幅度调制型超声，亦即超声示波诊断。它是利用超声波的反射特性来获得人体组织内有关信息，从而诊断疾病。当超声波束在人体组织中传播遇到两层不同阻抗的邻近介质界面时，在该界面上就产生反向回声，每遇到一个界面，产生一个回声，该回声在示波器的屏幕上以波的形式显示。界面两侧介质的声阻抗差愈大，其回声的波幅愈高；反之，界面的声阻抗差愈小，其回声的波幅愈低。若超声波在没有界面的均匀介质中传播，即声阻抗为零时，则呈无回声的平段，根据回声波幅的高低、多少、形状，可对组织状态做出判断。

临床上常用此法测定组织界面的距离、器官的径线，探测肝、胆、脾、肾、子宫等器官的大小和病变范围，也用于眼及颅脑疾病的探查。现时，A 型超声的许多诊断项目已逐渐被 B 型超声所取代。然而，它对眼轴的测量，浆膜腔积液的诊断及穿刺引流定位等，由于其简便易行、价格便宜仍可能在个别场合使用。

二、M 型超声

M 型超声，是辉度调制型中的一个特殊类型，早期将之称为 M 型超声心动图。主要用于心脏及大血管检查。它是在辉度调制型中加入慢扫描锯齿波，使光点自左向右缓慢扫描。其纵坐标为扫描时间，即超声的传播时间亦即被测结构的深度、位置；横坐标为光点慢速扫描时间，由于探头位置固定，心脏有规律地收缩和舒张，心脏各层组织和探头间的距离便发生节律性的改变。随着水平方向的慢扫描，便把心脏各层组织展开成曲线。所以它所描记的是声束所经过心脏各层组织结构的运动轨迹图。根据瓣膜的形态、厚度、反射强弱、活动速度等改变，它可确诊二尖瓣狭窄、瓣膜赘生物、腱索断裂、心肌肥厚等病变。对心房黏液瘤、附壁血栓及心包积液等诊断较准确。对先天性心脏病、瓣膜脱垂等可提供重要的诊断资料。与心电图及心机械图配合使用可测量多项心功能指标。

与 A 型超声一样，M 型超声是由单晶片发射，单声束进入人体，因而只能获得一条线上的回波信息。较之 B 型超声所获得的一个切面的信息量要少得多。然而，A 型超声能准确地显示人体组织内各部位间的距离，而 M 型超声则可看出各部位间在一定时间内相互的位移关系，即心动状态。

三、B 型超声

B 型超声，为辉度调制型，其原理基本与 A 型相同，其不同点有 3 个。

（1）它将回声脉冲电信号放大后送到显示器的阴极，使显示的亮度随信号的大小而变化。

（2）B 型超声发射声束必须进行扫查，加在显示器垂直方向的时基扫描与声束同步，以构成一幅二维切面声像。

（3）医生根据声像所得之人体信息诊断疾病，而不是像 A 型超声那样根据波型所反映的人体信息诊病。

（一）B 型超声的特点

B 型超声将从人体反射回来的回波信号以光点形式组成切面图像。此种图像与人体的解剖结构极其相似，故它能直观地显示脏器的大小、形态、内部结构，并可将实质性、液性或含气组织区分开来。

超声的传播速度快，成像速度快，每次扫描产生一帧图像，快速地重复扫描，产生众多的图像，组合起来便构成了实时动态图像。因而能够实时观察心脏的运动功能，胎心搏动以及胃肠蠕动等。

由于人体内组织的密度不同，相邻两种组织的声阻抗也不同，当声阻抗差达千分之一时，两组织界面便会产生回声反射，从而将两组织区分开来。超声对软组织的这种分辨力是 X 线的 100 倍以上。

此外，B 型超声尚具有操作简便、价格低廉、无损伤无痛苦、适用范围广等特点，因而已被广大患者和临床医师接受。

（二）B 型超声存在的问题

（1）显示的是二维切面图像，对器官和病灶的空间构形和位置显示不清。

（2）由于切面范围和探查深度有限，尤其扇扫时声窗较小，对病变所在器官或组织的毗邻结构显示不清。

（3）对过度肥胖患者，含气空腔（胃、肠）和含气组织（肺）及骨骼等显示极差，影响显像效果和应用范围。

四、频谱多普勒超声

多普勒超声，就其发射方式可分为脉冲波多普勒和连续波多普勒，而就其显示方式则可分为频谱多普勒和彩色多普勒。脉冲波多普勒和连续波多普勒以及介乎它们两者之间的高脉冲重复频率多普勒，均属频谱多普勒。

（一）脉冲波（PW）多普勒

脉冲多普勒是由同一个（或一组）晶片发射并接收超声波的。它用较少的时间发射，而用更多的时间接收。由于采用深度选通（距离选通）技术，可进行定点血流测定，因而具有很高的距离分辨力，可对定点血流的性质做出准确的分析。由于其最大显示频率受到脉冲重复频率的限制，在检测高速血流时容易出现混叠。如要提高探测速度，则必须降低探测深度（距离）。因而在临床上，对检测二尖瓣狭窄和主动脉瓣狭窄这类血流速度高、探测距离深的血流便发生困难。

（二）连续波（CW）多普勒

连续波多普勒采用两个（或两组）晶片，由其中一组连续地发射超声，而由另一组连续地接收回波。它具有很高的速度分辨力，能够检测到高速（10 m/s 以上）血流，适用于做血流的定量检测，它将声束轴上的所有信号全部叠加在一起，不具备轴向分辨力，因而不能定点测量血流。

（三）高脉冲重复频率多普勒

高脉冲重复频率多普勒是对脉冲波多普勒的改进。它工作时，探头在发射一组超声脉冲波之后，不等采样部位的回声信号返回探头，又发射出新的超声脉冲群，这样在同一声束上，沿声束的不同深度可有一个以上采样容积。若有 3 组超声脉冲发出，第二组超声脉冲发射后探头接收的实际上是来自第一组超声脉冲的回波，第 3 组超声脉冲发射后探头接收的是第二组超声脉冲的回波，依此类推，相当于脉冲重复频率的加倍，检测到的最大频移也就增加了 1 倍。高脉冲重复频率多普勒超声对血流速度的可测值较脉冲多普勒可扩大 3 倍。

五、彩色多普勒超声

彩色多普勒超声的正规称谓是彩色多普勒血流成像（color Doppler flow imaging，CDFI），又称二维多普勒，简称彩色多普勒。它采用一种运动目标显示器

（moving target indicator，MTI）计算出血流的动态信息，包括血细胞的移动方向、速度、分散情况等。把所得到的这些信息经过相位检测，自相关处理，彩色灰阶编码，将平均血流资料以彩色显示，并将其组合，重叠显示在 B 型灰阶图像上。

　　绝大多数彩色多普勒血流显像仪都采用国际照明委员会规定的彩色图，即红、绿、蓝 3 种基本颜色，其他颜色均由这 3 种颜色混合而成。规定血流的方向用红和蓝表示，朝向探头运动的血流显红色，远离探头运动的血流显蓝色，而湍动血流显绿色。绿色的混合比率与血流的湍动程度成正比，因此正向湍流的颜色接近黄色（红和绿混合），而反向湍流的颜色接近深蓝色（蓝和绿混合）。此外还规定血流的速度与红蓝两种颜色的亮度成正比，正向速度越高，红色亮度越高；反向速度越高，蓝色亮度越高。这样，彩色多普勒就实时地为临床提供了血流的方向、速度及湍动（分散）程度 3 个方面的信息。彩色多普勒比较直观地显示血流，对血流在心脏和血管内的分布、流速、流向、性质较频谱多普勒能更快更好显示，但彩色多普勒也有其固有的缺点。

　　（1）它所显示的是平均血流速度，而非最大血流速度，因而不能用于血流速度的定性分析。

　　（2）正常较高的血流速度，在频谱多普勒不易出现频率失真，而彩色多普勒可出现彩色逆转，易误为血流紊乱。

　　（3）采用零线位移方法，可使尼奎斯特频率极限增大 1 倍，但只能观察单一方向的血流，而不能同时观察正、反两种方向的血流。

　　（4）彩色多普勒以绿色表示湍流，然而这种绿色斑点不仅仅出现在湍流区，而且更常出现于高速射流区，因射流速度明显超过尼奎斯特频率极限，故可引起复合性频率失真。当高速射流区是层流时，此时出现的绿色斑点并不表示湍流的存在，只能说明频率失真的程度。所以，当存在湍流时，定会出现绿色斑点，但绿色斑点的出现却不一定就是湍流存在。

　　（5）彩色多普勒需要反复数次多点取样，这样造成了庞大的数据，要对庞大的数据进行处理会造成时间延迟，这样就使扫描角度（范围）与成像速率成了矛盾。为了实时显示，就要减小角度，若扩大显示角度，会造成帧率下降，这样就会造成二维图像质量降低。现代高档次的彩超仪，采用多通道多相位同时分别处理，可获得高帧率高质量的二维及彩色血流图像。

六、能量多普勒显像

能量多普勒显像（power Doppler imaging，PDI），简称能量多普勒，是最近发展起来的一项新技术，它还有彩色多普勒能量图（color Doppler energy，CDE）、彩色多普勒能量显像（color Doppler power imaging，CDPI）、彩色多普勒血管造影（color Doppler angiography，CDA）等名称。

能量多普勒与彩色多普勒血流显像一样，也是采用自相关的计算方法，但它得出的是红细胞散射的能量的总积分。而彩色多普勒血流成像是以平均多普勒频移为基础的。因而它们之间有着本质的区别。在能量多普勒中，彩色信号的色彩和亮度代表多普勒能量的大小。此种能量的大小与红细胞的数目有关。它们之间有着一种很复杂的线性关系，受到血流速度、切变率和红细胞比容等因素的影响。

与彩色多普勒血流成像相比，能量多普勒具有如下特点。

（1）能量多普勒以能量作为参数，能量的大小与红细胞的数量有关，其强度取决于红细胞能量的总积分。这与彩色多普勒血流成像以平均频移（或流速）为参数，有着原理上的不同。

（2）在能量多普勒噪声被显示为一幅代表低能量的单一色彩的背景，因而血流信号可以从背景上清楚地显示出来。由于这种噪声显示方式的不同，使能量多普勒获得了额外的 $10 \sim 15 \mathrm{dB}$ 的动态范围，提高了信噪比，从而提高了仪器显示血流的敏感度。

（3）当平均频率大于1/2脉冲重复频率时，彩色多普勒流成像会发生混叠。

而不论信号是否重叠，能量频谱的积分是不变的，因此能量多普勒是不会发生混叠的。

（4）在彩色多普勒血流成像，当声束与血流方向垂直时，速度为零。但此时能量并不是零，能量多普勒能够显示血流。也就是说能量多普勒不受声束与血流方向之夹角的影响。

由于具有上述特点，能量多普勒便有了以下几个优点：①能够准确地显示低速和极低速的血流；②能够显示微小血管和迂曲血管的血流。因而能够显示器官内血管的分布状态；③提高了对肿瘤血供状态显示的敏感性；④对检查者技术熟练程度的要求不再严格。

值得注意的是，能量多普勒并不能够取代彩色多普勒血流成像，因为它存在着它固有的缺点：①不能显示血流周围的灰阶图像；②不能显示血流的方向、速度和性质；③不能对血流作定量检测；④由于它对低速的组织运动比较敏感，因而对运动器官血流较差。

能量多普勒的临床应用主要有以下几方面：①观察肾脏血流灌注，了解有否肾动脉狭窄，指引频谱多普勒取样，鉴别移植肾排斥反应；②用于血管的三维重建，尤其是肾血管树的三维重建。经能量多普勒显像的器官，尤其是血管，其三维重建图像，比单纯的二维图像要清晰得多；③用于小器官、软组织和肿瘤血供状况的评估，如甲状腺、乳腺、卵巢、前列腺、阴囊等；④小儿的肝、肾和脑组织等。

七、彩色多普勒速度能量图

如前所述，彩色多普勒血流成像可以显示血流的方向、速度和性质，但敏感度较低不能显示像能量多普勒那样较低的血流。为了克服它们两者各自的缺点，发挥其优点，晚近新发展了一种叫作彩色多普勒速度能量图（convergent color Doppler，CCD）的新技术。它既具有能量多普勒的敏感度，也具有彩色多普勒血流成像的方向和平均血流速度信息。这样一来，CCD便获得了广泛的临床应用范围：①显示血流的起源、走向和时相，判别血流是层流、射流还是湍流；②可判别相伴而行的2条血管哪条是静脉哪条是动脉；③指引频谱多普勒取样，使测值更精确更细；④当组织内存在2条管道时，可鉴别其为血管还是非血管。

八、多普勒组织成像

多普勒组织成像（Doppler tissue imaging，DTI），简称组织多普勒，于1992年由Mcdicken等提出。它所依据的原理与彩色多普勒血流成像基本相同。但它所提取的信息与彩色多普勒血流成像正好相反。它滤去的是高频低幅的血流信号，而提取的是低频高幅的组织运动信号。将所得信号进行自相关处理计算出组织运动的平均速度和方向，并以不同的彩色对其编码，叠加在M型或B型图像上，最终将其显示在荧光屏上。组织多普勒有3种成像显示模式。

（一）速度模式

彩色显示取样区内组织运动原平均速度。

（二）加速度模式

彩色显示取样区内组织运动速度的变化率。

（三）能量模式

彩色显示从组织返回的多普勒信号的能量。

组织多普勒在临床上主要用于分析室壁运动，判断有无节段性室壁运动异常；与声学心腔造影、心肌造影、负荷试验并用，可提高对心肌缺血检出的敏感性。

九、谐波成像

谐波成像是由美国 ATL 公司首创，紧接着 HP 公司和 Acuson 公司相继推出，近些年来得到迅速发展的一项新技术。它所依据的原理是：微泡在声场中发生共振，可产生两倍于基波频率的所谓二次谐波。这表明，只要往要观察的组织内注入一种具有声学效应的微泡造影剂，并以两倍于发射频率的接收频率接收之，便可获得两倍于基波的高清晰度对比图像。例如，发射频率为 3 MHz，注入微泡剂，便可接收到 6 MHz 的回波。以 6 MHz 回波形成的声像图较以前以 3 MHz 发射再以 3 MHz 接收的回波所形成的声像图，其分辨力和清晰度之高、对比度之好是显而易见的。这是谐波成像之一种。

超声波在人体组织（弹性介质）传播的过程中，发生波速改变（非线性）或畸变而产生谐波，是所谓自然组织谐波成像（tissue harmonic imaging，THI），这是谐波成像之又一种。

谐波成像改善了对组织的对比分辨力、空间分辨力，消除了近场伪像，提高了图像的清晰度，主要用于原来超声显像较困难的患者或病变区域，它能够：①增强心肌和心内膜边界的显示，增强对细微病变的检出，了解心内血流状态；②增强心腔内声学造影剂的回声信号；③清晰显示血栓的轮廓及腹部血管病变；④清晰显示肾、肝、胰腺等实质器官的局限性占位性病变；⑤清晰显示腹部含液脏器内病变及囊性病变内的回声。

十、介入超声

介入超声，是指在超声引导下，将某种器械插入器官组织内部吸取活组织或注入药物进行诊断和治疗；或者将超声探头置于体腔内或手术中置于体内，直接获得体内信息，用以诊断疾病和指导治疗的一项新技术新方法。1983 年，在丹麦哥本哈根召开的世界介入性超声学术会议上，介入性超声作为现代超声医学的一个分支得到正式确认。属于介入性超声范畴的有：超声引导穿刺、体腔内超声、血管内超声和术中超声等。

（一）体腔内超声

体腔内超声始于1964年，现在除经直肠超声外，又有了膀胱超声、阴道超声、胃镜超声和肠镜超声等。这些体腔内超声的应用，给临床诊治疾病带来了极大的便利：①经食管超声心动图能够更清晰地显示心脏和大血管的影像；能够显示经胸超声不能显示的病变（如左心耳血栓等）；能做术中超声监护，具有术中超声的优点且不占手术野；能辅助诊断纵隔病变；以食管超声图像为基础重建的三维超声心动图图像清晰逼真，很具发展前景。②直肠超声的应用，提高了对直肠疾病、前列腺疾病尤其是前列腺癌的检出率。③膀胱超声提高了对膀胱疾病尤其是膀胱癌的检出率。④胃肠内镜超声能够发现胃肠壁内深处的病变，弥补了胃、肠镜的不足。⑤阴道超声的应用，使得盆腔结构图像清晰，对子宫及其附件疾病的诊断更精确；通过超声引导穿刺，可以进行针吸活检或取后穹隆穿刺液做常规和细菌学检查，提高了对妇科肿物的诊断水平；提供了快速、准确、安全的取卵方法，为培养试管婴儿、治疗不育症开辟了新路径。

（二）术中超声

自1961年开展术中超声的研究以来，术中超声已较广泛地应用于心、肝、胆、肾及妇科甚至脊髓等手术中。术中超声所使用的探头一般为特制的、高频率（5～10 MHz）、高清晰度探头，也可使用经特殊消毒处理的普通探头，还可应用经食管心动图做术中监测。

与体表超声相比，术中超声具有如下几个优点：①不受肺气、肠气及肥胖等因素的干扰，图像更加清晰；②由于使用高频探头，分辨力高，容易发现细小病灶；③接近病灶，能有新的发现和补充。因而能够带来的益处是：①指导手术直达病灶，减少组织损伤；②根据新的发现和补充，及时修正手术方案，更改手术途径，保证手术成功；③在关胸、关腹之前做超声探查，及时评价手术效果，避免遗漏，免除再次手术给患者带来损伤。

（三）血管内超声

血管内超声包括血管内超声显像和超声血管成形术两个方面。

1. 血管内超声显像

是将超声探头置于血管腔内诊断血管病变的新方法。

血管内超声显像具有下述优点：①对血管壁无损伤，是一项安全的技术；②操作简便、图像清晰、分析便利；③能显示动脉管壁的3层结构；④能显示主动脉各分支的开口及主动脉窦部和主动脉瓣的病变；⑤能显示主动脉内径的变化，对了解血管弹性和血流储备有重要意义；能发现腔静脉内的附壁血栓。

2. 超声血管成形术

是一项治疗闭塞性或狭窄性血管疾病的新技术、新方法。它通过导管将超声能引入血管腔内，使闭塞的血管再通，同时也能使狭窄血管扩张。超声对血管内粥样斑块的清除作用和外科碎石术相似，主要是利用其机械振动和空化效应。空化效应可产生1～3个大气压，引起内爆炸，使粥样斑块破碎，再加消融或由导管抽吸去除。

十一、三维超声

超声三维重建与显像技术，是将一组连续切面或断层超声图像输入计算机，经过图像转换和图形学处理，在二维屏幕上显示或者打印出被研究物体的三维形态。也就是说，三维超声显像是从二维超声切面图像，通过计算机三维重建获得的。三维超声成像可分为观察非活动器官的静态三维超声成像和观察心脏形态及其活动的动态三维超声心动图两大类。

二维切面超声的三维重建是通过立体几何构成法、表面提取法和体元模型法3 种方法实现的。立体构成法需要大量的几何原物，因而对解剖学和生理学结构不适应，现已很少应用。表面提取法是在二维空间中用一系列坐标点，连接成若干简单的直线以描绘心脏的轮廓，需以人工或机器对心脏的组织结构勾边，只能重建比较简单的心脏结构。其优点是所需计算机内存量少，计算速度快；缺点是费时且易受操作水平等主观因素的影响。这是目前最常用的三维重建方法。体元模型法是将三维物体划分成若干个依次排列的小立方体，每个小立方体就叫体元。与平面概念相反，体元空间模型表示的是容积概念。此法的优点是可对心脏所有的组织灰阶信息进行重建，而不是简单的心脏内膜轮廓的勾画。

三维超声心动图在临床上可用于估测左、右心室功能及心肌重量；诊断房、室间隔缺损；测量二尖瓣口面积诊断二尖瓣狭窄；显示左心房血栓、主动脉瓣脱垂、主动脉夹层分离等。其图像清晰、立体感强，应用范围正在日益扩大。

静态三维超声在临床上可用于观察妇科肿瘤、肝内占位病变及血管分布，观察胆囊病变，能清晰显示悬浮于胆汁中的结石及附着于胆囊壁的息肉根蒂，显示肾结石及肾积水并显示扩大的肾盂的立体形态，显示肾血管的树状分布和肾内占位病变，经腹或经直肠三维超声能清晰显示前列腺的立体结构，能精确定位前列腺内结石和肿瘤的空间位置，能清晰显示正常的呈飞碟状的晶体和球形的玻璃体，能见到玻璃体内视网膜脱入的片状结构，三维超声能显示宫内胎儿的头、脊柱、躯干和肢体的立体形态，可对胎儿发育状况做出评估并发现畸形胎儿。

静态三维超声成像技术是一项年轻的技术，需要改进和完善之处很多，相信随着研究的深入，会在不久的将来取得突破性的成果，届时它的临床应用领域会得到更宽的拓展，应用价值将大大提高，将步入真正的临床实用阶段。

十二、对比超声

对比超声即声学造影是指向心、血管腔内、器官内（输尿管、膀胱、子宫、输卵管和胃肠腔内等）及组织内（心肌和肾等）注入某种能产生声学对比效应的物质，借以更清晰地显示组织结构、血流状态和病变等，从而诊断疾病的一种新技术、新方法。

十三、组织弹性成像

弹性模量是生物组织的基本力学属性。换句话说，生物组织都具有弹性或硬度这一属性。生物组织的弹性或者硬度取决于组织的分子构成及这些分子构成块在微观、宏观上的组织形式。在某些正常组织中，不同的解剖结构之间存在着细微的弹性差异。例如，在正常乳房中，纤维组织比乳腺组织硬，而乳腺组织又比脂肪组织硬。而在某些正常组织与病理组织之间，存在着较大的弹性差异。例如，乳房腺癌、前列腺癌、甲状腺癌及肝转移癌等恶性病理损害，正常表现为硬的小结。生物组织的这种弹性差异或者变化对于疾病的诊断具有十分重要的价值。然而，在过去或现时多数的 X 线成像、超声成像、磁共振成像和 CT 成像都不能直接提供弹性这一组织的基本力学属性方面的信息。

组织弹性成像是使人体不同组织受压后发生形变，再把这种形变的差别用不同的彩色显示出来。即将最软的组织以红色显示，中间者显绿色，最硬者显蓝色，其过程是在体表用探头或用压迫板施压，根据压迫前后接收的信号的变化，计算出不同组织的弹性差别，再彩色成像。

弹性成像技术现已应用到乳腺、甲状腺、前列腺和血管及肝脏疾病的诊断，并用以做癌症的早期诊断、肿瘤的良恶性鉴别、癌变扩散区域的确定、治疗效果的确认、动脉硬化程度的评估。现时不仅存在了组织弹性超声成像，还有了组织弹性磁共振成像。

十四、剪切波弹性成像

剪切波是传播方向与介质质点的振动方向垂直的波，即横波。它的传播速度远远低于声速的传播，为 1～10 m/s，传统的超声图像采集技术根本无法满足要求，因此只有具有超高速成像技术，才能够获得剪切波超高时间分辨率的图像，就像使用高速摄影机一样记录下剪切波在组织中传播的过程，得到高分辨率的实时剪切波弹性成像。通过采用独特技术设计的探头和多波技术平台，能够精确地控制声波辐射脉冲以超音速的速度，在组织的不同深度连续聚焦，并产生"马赫锥"现象，用以增加剪切波产生，并提高其传播的效率。

十五、超声分子成像

超声分子成像是将目标分子（特异性抗体或配体）连接到声学造影剂构建成靶向声学造影剂，使声学造影剂主动结合到靶区而进行的特异性成像。它标志着超声影像从非特异性显像向特异性靶向分子成像的转变。它使得超声成像从大体形态成像向微观形态成像转变，使单纯的形态成像向生物代谢、基因成像发展。现今，能在造影剂表面或内部载入药物或基因，使之到达病变靶点再释放出来，从而达到治疗目的。这样，超声分子成像不仅能准确、清晰确定病灶部位，而且能够有效治疗疾病。目前，它是超声医学发展的方向，也是学者们研究的热门领域。超声分子成像仅为分子影像学的一个分支，其他的还有荧光成像、生物发光成像、核素成像、磁共振成像、CT 成像等。

第二章　眼部疾病的超声检查

眼为视觉器官，包括眼球、视路和附属器 3 部分。眼球及眼眶位于人体的表层，声学解剖简单，界面层次清晰；各种结构之间声阻抗差异大，超声对眼内和眼眶的疾病显示率高，尤其当眼内屈光介质浑浊，眼科常规检查方法无法窥清眼内结构时，超声依旧能够穿透眼内各层介质清晰显像，因此，超声检查对眼部疾病诊断具有重要意义。近年来彩色多普勒超声技术及各种眼科专用超声仪器不断开发应用，超声显像质量明显提高。超声可以明确诊断眼内多种病变，对某些病变甚至可以做出组织学判断。

第一节　解剖概要

眼眶为四棱锥状骨腔，左右各一，底向前，尖向后。眼球及其附属器位于眼眶内。眼部超声探测的解剖范围包括眼球、视神经、眼外肌、泪器、眶内筋膜、脂肪体及眶壁和血管等。

一、眼球

位于眼眶前部中央处，近似球形，正常成人眼轴长约 24 mm。它借眶筋膜与眶壁联系，前面有眼睑保护，周围及后面有球筋膜和眶脂肪垫，可减少眼球的震动。眼球由眼球壁与眼内容物组成。

（一）眼球壁

分为 3 层：外层为纤维膜，包括角膜和巩膜；中层为葡萄膜，或称眼球血管膜，包括虹膜、睫状体和脉络膜；内层为视网膜。

1. 纤维膜

主要由纤维组织构成，是眼球的外膜。前 1/6 为角膜，完全透明，接近圆形，厚度中央最薄，平均厚约 0.5 mm，周边部厚约 1.0 mm。后 5/6 为巩膜，质地坚韧，不透明，呈瓷白色，外表面由眼球筋膜包裹，前面由球结膜覆盖，巩膜厚度因部位不同而有差别，4 条直肌附着处最薄，约 0.3 mm，后极部最厚，约 1.0 mm。

2. 葡萄膜

是眼球壁的第二层膜，位于巩膜与视网膜之间，前面有孔为瞳孔，后面有视神经穿过。因该层膜具有许多色素和丰富的血管，所以又叫眼球血管膜或血管膜。葡萄膜自前向后分为虹膜、睫状体和脉络膜 3 个相连续的部分。

3. 视网膜

是眼球壁的最内层，为一透明薄膜，起自视盘周围，向前衬覆在脉络膜内面，其前缘附着于锯齿缘，于睫状体平坦部相连。视网膜仅在视神经穿过处和锯齿缘与其外面的组织紧紧连接。后极部有一浅漏斗状凹，称中央凹；中央凹鼻侧约 3 mm 处有一淡红色圆盘即视盘，是神经节细胞轴突汇聚穿出眼球的部位。

（二）眼内容物

眼球壁之内的结构为眼内容物，包括房水、晶状体和玻璃体。三者均透明而又有一定屈光指数，与角膜一并构成眼的屈光系统。

1. 房水

充满在晶状体和角膜之间的前、后房内。前房前界为角膜内皮，后界为虹膜前面及晶状体的瞳孔区，周边部的界限为小梁网、睫状体及虹膜周边部。正常人前房深 3.0～3.5 mm。后房间隙较小，形状不规则，从睫状体分泌的房水充满后房，经过瞳孔流入前房。

2. 晶状体

位于虹膜后方，玻璃体的前方，是富有弹性的透明体，形似双凸透镜。晶状体分前后两面，两面相接的边缘为赤道，呈圆形，直径 9～10 mm。前后极之间的距离即厚度，为 4～5 mm。晶状体借助晶状体悬韧带与睫状体连接以固定其位置。

3. 玻璃体

为无色透明胶质体，其主要成分为水，约占 99%，充满眼球后 4/5 的空间。前面以晶状体及其悬韧带为界，呈前面扁平的类球形，玻璃体前面的碟形凹面，称为玻璃体凹，也叫髌状凹，用以容纳晶状体。玻璃体的其他部分与睫状体及视网膜相毗邻。玻璃体包括玻璃体皮质、中央玻璃体及中央管 3 部分。

二、视神经

视网膜神经节细胞发出的纤维汇集成视盘，直径约 1.5 mm，向后穿过巩膜筛板出眼球，形成视神经。视神经自视盘起到视交叉止，全长 42～47 mm，按照部位分为 4 段：球内段、眶内段、视神经管内段和颅内段。其中前 3 段可以通过超声显示。

1. 球内段

在巩膜内，长约 1.0 mm，包括视盘和筛板。视盘可以通过检眼镜看见，叫视神经乳头。

2. 眶内段

长 25～30 mm，略呈"S"形走行于眶脂体内，因为其长度大于眼球到视神经孔的距离，所以转动眼球不受牵制。超声下显示其宽度约 3～4 mm。

3. 视神经管内段

长 4～10 mm，位于骨性视神经管内，与之伴行穿过的还有位于其下方的眼动脉。超声检查可以观察到前半部分。

4. 颅内段

长约 10 mm，与视交叉的前脚相连。常规超声不能显示该节段。

三、眼外肌

眼肌分内外两组，眼内肌在眼球内，包括瞳孔括约肌、瞳孔扩大肌和睫状肌。眼外肌共有 6 条：4 条直肌和 2 条斜肌。

4 条直肌是内直肌、外直肌、上直肌和下直肌，都从眶尖部围绕视神经的纤维环开始，各成一束，向前向外展开，穿过眼球筋膜止于巩膜，围成锥体形，以视神经孔为顶点，眼球为底部，视神经位于其内，故又称肌锥。内直肌最厚，外直肌最薄。直肌平均宽度 10 mm，厚度 1～3 mm。

2 条斜肌是上斜肌和下斜肌，走行较直肌复杂。上斜肌从视神经孔周围的总腱环开始，沿眶内上壁向前通过滑车，滑车为一坚固的纤维环，位于眶内上缘稍后处，肌腱可在其中来回滑动。上斜肌腱穿过滑车后又移行为肌纤维，转向后外侧，穿过眼球筋膜，经上直肌下面做扇形铺开，止于赤道后方的眼球外上部。下斜肌由眼眶壁内下缘后方的骨壁开始，经过下直肌的下面向外上方延伸，在赤道部后方止于眼球后外侧下方。

四、脂肪与筋膜

眶内的重要结构之间填充脂肪体。根据其所在位置分为中央与周边两部分，肌锥内脂肪为中央部分，肌锥与眶壁之间的脂肪为周边部分。眼眶筋膜是联系各结构之间的纤维膜，它把眶内脂肪分隔成若干个间隙。

五、泪器

包括分泌泪液的泪腺和排泄泪液的泪道。

泪腺由细管状腺和导管组成，位于眼眶外上方的泪腺窝内，大小和形态类似杏核，被上睑提肌腱板分隔为较大的眶部和较小的睑部泪腺。泪道包括泪点、泪小管、泪囊和鼻泪管。

六、眼的血液循环

眼球的血液供应来自颈内动脉的眼动脉，眼附属器的血液供给除眼动脉外，还有一部分来自颈外动脉的面动脉系统（面动脉、颞浅动脉及眶下动脉）。

由颈内动脉发出的眼动脉入眶后，走行于视神经颞侧下方，后绕到视神经上方与上直肌之间至眶内上侧，在此处形成眼动脉角及眼动脉弯，从此处分出视网膜中央血管系统和睫状血管系统。

（一）视网膜中央动脉

在视神经孔前方附近，由眼动脉发出。在视神经下面，紧贴硬脑膜，前行到达球后 6.4～14 mm（平均 9.34 mm）处穿入视神经硬脑膜及蛛网膜，到达蛛网膜下隙，继续前进，经过短距离，呈直角穿过软脑膜，到达视神经中央，外覆盖软脑膜，伴随视网膜中央静脉向前延伸，穿越筛板，进入眼球内，出现在视盘的表面，再分为鼻上、鼻下、颞上、颞下 4 支，分布于视网膜内。毛细血管网分为浅层和深层，浅层粗而稀，分布于神经纤维层内；深层细而密，分布于内颗粒层。在中央凹 0.4～0.5 mm 区域为无毛细血管区。

（二）睫状动脉

包括睫状后短动脉、睫状后长动脉和睫状前动脉。

1. 睫状后短动脉

当眼动脉还在视神经下方时，发出鼻侧和颞侧两个主干，然后每个主干各分出 2～5 个小支，在视神经周围穿过巩膜，进入脉络膜内逐级分支，为脉络膜提供血供。

2. 睫状后长动脉

白眼动脉发出，共 2 支，于视神经的鼻侧和颞侧斜行穿入巩膜，经脉络膜上腔直达睫状体后部，开始发出分支，少数分支返回脉络膜前部，大多数分支前行到睫状体前部，与睫状前动脉吻合形成虹膜动脉大环，由此环发出分支至睫状肌、睫状突及虹膜。

3. 睫状前动脉

是由 4 条直肌的肌动脉发出的分支。在眼眶深部，眼动脉发出肌动脉，向前行至 4 条直肌，上、下、内 3 条直肌动脉各发出 2 条睫状前动脉，外直肌动脉发出 1 条睫状前动脉，沿着巩膜表层组织中向前，行至角膜缘后 4 mm 处发出分支进入巩膜，与睫状后长动脉吻合形成虹膜动脉大环。主要供应角膜、前部球结膜和虹膜睫状体的血液。

（三）静脉系统

包括 3 个回流途径。

1. 视网膜中央静脉

在视神经内与视网膜中央动脉伴行，常在视网膜中央动脉入视神经处的眼球侧离开视神经，经眼上静脉或直接回流到海绵窦。

2. 涡静脉

共 4 条，收集部分虹膜、睫状体和全部脉络膜的血液，约在眼球赤道之后 6 mm 斜穿出巩膜。上直肌的两侧有 1 对，经眼上静脉入海绵窦；下直肌的两侧有

1对，经眼下静脉入海绵窦。

3. 睫状前静脉

收集虹膜、睫状体和巩膜的血液，于角膜缘附近穿出巩膜，经眼上和眼下静脉入海绵窦。

眼静脉共两支，即眼上静脉和眼下静脉。眼上静脉为眶内最大的静脉，是引流眼球及其附属器的主要血管，直接向后引流至海绵窦。眼下静脉在进入海绵窦之前，发出分支汇入眼上静脉，另1支汇入翼状丛。部分血液也向前经内眦静脉入面静脉。

海绵窦为一大静脉腔，位于颅腔内蝶骨体两侧。窦中有许多纤维样小梁，切片下呈海绵状，因此得名。

第二节　探测方法及正常图像

一、检查前准备

眼球常规超声检查前一般无须特殊准备。对不能配合检查的小儿，可用水合氯醛灌肠等方法，使之入睡便可。对眼外伤的患者，检查前须消毒探头，使用无菌耦合剂或使用无菌探头套，操作中动作应轻巧细致，切勿压迫眼球，避免因探头对眼球加压造成眼内容脱出。

二、体位

扫查前患者取平卧位，轻闭双眼。

三、探头频率

选用线阵高频探头，一般频率为5～12 MHz，UBM的探头频率更高，可达 40～100 MHz。

四、扫查方法

(一) 常规扫查方法

眼睑涂耦合剂，探头成垂直状态放在眼睑上检查，可上下移动探头，观察图像；也可根据需要旋转任意角度观察。应纵横方位全面检查，了解病变性质、位置和范围。

(二) 特殊扫查法

在常规探测的基础上，为了更好地观察病灶情况，可做下列特殊检查。

1. 后运动检查

主要了解病灶与眼球壁的关系。嘱患者向左右转动眼球，观察玻璃体暗区内的异常回声活动度，然后嘱患者立即停止转动眼球，观察该异常回声是否有后运动（眼球停止转动后其仍有活动为后运动阳性，否则为阴性）。

2. 压迫试验

用于了解眼眶内病变的硬度，即发现病灶后，压迫眼球使压力传递到病变区，观察病灶回声形状是否变化。

3. 磁性试验

主要用于观察眼球内异物是否有磁性。在发现眼内异物后，用电磁铁自远而近靠近眼球，观察异物有否震颤，如有，则表示磁试验阳性。

五、正常图像及正常值

角膜和前房往往用专用超声生物学测量探头进行细微结构检查，详细见超声生物显微镜章节。正常晶状体内为无回声，高灵敏度的超声检查可以发现晶状体的前后囊呈弧形强回声，后界面可呈碟形光斑。晶状体的后方显示大范围的液暗区为玻璃体腔，正常为无回声。眼球壁的各层结构超声一般难以区分，可显示为近似圆形的强回声光带贴附于球壁，包围上述球内结构。

球后尖端向后的锥形软组织为肌肉圆锥，中央部分为脂肪和筋膜，图像上呈强回声，筋膜在超声图像上不能区分。视神经在球后呈边界清晰的低回声带，略呈"S"形。眼外肌的回声低于脂肪，强于视神经，呈薄带状，位于肌肉圆锥和眶壁之间。眼眶因声束不能穿透，呈后方伴有声影的稍厚强回声区域。泪腺呈境界清晰的杏核样低回声团块，内部回声均匀，位于眼眶外上方。

（一）眼球的测量

1. 眼球轴径

从角膜中心表面回声至球后壁外的视神经颞侧缘。

2. 角膜的厚度

从角膜中心表面至角膜内侧面与前房交界处。

3. 前房深度

从角膜内侧面中心至晶状体前囊表面。

4. 晶状体厚度

从晶状体前囊中央表面至晶状体后囊内侧面的垂直距离。

5. 玻璃体腔的长度

从晶状体后囊内侧面起至球后壁内侧视神经颞侧缘上。

6. 球壁厚度

测量视神经颞侧缘的球壁内侧面到外侧面之间的厚度（包括筋膜囊的筋膜在内）。

（二）眼外肌和视神经的测量

1. 眼直肌的厚度

将需要测量的眼直肌显示后冻结图像。在眼球后极做一切线，称之为 A 线，其与眼直肌相交点称之为 B 点，以 B 点向眼直肌做垂直线，与眼直肌内侧缘相交于 C 点，BC 之间的距离，即定为眼直肌的厚度。

2. 视神经宽度

眶内视神经的宽度。在图像上显示视神经的暗回声带后冻结图像，可在眼球后方 1 cm 左右的区域中任意测量暗带的宽度，即球后测量点 A 和球后测量点 B 之间任选一处，测量该处虚线之间的宽度得出。

球后软组织间隙的测量：显示清楚球后肌肉圆锥组织后冻结图像，在上宽下窄的球后脂肪强回声中，首先画一条贯穿两侧眼直肌，并与眼球后极相切（切点为 D 点）的直线，它与两侧眼直肌内侧缘相交点分别为 3、5 点。之间的距离为宽度。D 点到视神经在眶内的末端（C 点）之间的距离为长度。等腰三角形 ABC 即球后软组织的面积。

（三）成人眼直肌正常值

性别之间无差异。

内直肌厚度：（2.38±0.51）mm，极限值 2～4 mm

外直肌厚度：（2.00±0.30）mm，极限值 1～3 mm。

上直肌厚度：（1.95±0.32）mm，极限值 1～3 mm。

下直肌厚度：（2.01±0.34）mm，极限值 1～3 mm。

（四）成人眶内段视神经宽度正常值

性别之间无差异。

视神经宽度：（4.02±0.23）mm，极限值3～5 mm。

（五）成人球后软组织回声正常值

球后软组织厚度：男性21～32 mm，女性20～30 mm。

球后软组织长度：男性16～27 mm，女性14～24 mm。

上述各项值，左右两侧应该一致，如差异超过2 mm，考虑存在异常。

（六）正常眼血管的多普勒表现

彩色多普勒血流显像技术在眼科的应用是超声诊断水平的一大进步，它使得眶壁和眶内的部分血管内血流信息得以揭示，提供了活体眼部血流的生理及病理动力学情况，增加了超声诊断的范围，同时也给一些疾病的治疗效果的观察提供了新的检查方法。

1. 眼部动脉彩色多普勒血流图

正常眼动脉血流为层流，血流较均匀，于球后壁15～25 mm处可以探及横跨视神经的粗大血流信号；在视神经暗区中可以探查到红-蓝相间的视网膜中央动-静脉血流信号，取样点位于球后2～3 mm；视神经两侧可探及多条睫状后短动脉红色血流信号，取样点在球壁后3～5 mm。这些血管直径的范围为1～2 mm。

2. 眼部动脉的多普勒频谱形态

尽量调节脉冲多普勒取样容积位于较小的状态。眼动脉频谱较窄，呈三峰二谷型或二峰二谷型，第一峰为心脏收缩期血流，第二、三峰为舒张期血流；视网膜中央动脉频谱图呈类三角形，上升速度大于下降速度，舒张期为平缓的低速血流；睫状后动脉血流频谱图呈较平的三峰二谷型。

3. 频谱的血流动力学分析

血流速度为在频谱上能够测出最大血流速度、平均血流速度和流速积分等的参数。正常血流速度参考值如下：

眼动脉最大血流速度：（31.7±10.9）cm/s。

睫状后动脉最大血流速度：（11.3±3.5）cm/s。

视网膜中央动脉最大血流速度：（10.2±3.4）cm/s。

六、眼球的三维成像

人们不断地探讨发展医学超声立体成像技术，因为它包含的信息比二维图像更多，能够更直观、更仔细和准确地诊断出病变范围和形状。

（一）检查方法和仪器

目前使用的三维成像仪有两种成像方式：一是仪器本身配置的探头可直接进行二维图像扫描后，实行计算机三维重建，对扫描的图像感兴趣的部分进行正、侧和俯视等方位平面进行削割，并可对图像进行垂直或水平旋转实施观察。扫描过程要求保持流畅，扫描时间尽量短，否则容易造成三维图像的人为放大效应。另一种为准实时三维成像，三维超声探头在动态扫查的过程中，计算机将处理后的三维图像之间动态在显示器上呈现。

（二）正常眼球的三维图像

利用高频探头获得的眼球立体图像，见玻璃体腔呈透明的圆球体，球壁大都光滑，球后壁有小的凹面。晶状体略为模糊，呈一碟状。因玻璃体的通透性好，在旋转观察中，眼球的立体感较逼真。

七、超声生物显微镜

超声生物显微镜（ultrasound biomicroscope，UBM）是近年来迅速发展起来的超声影像技术。由于其换能器频率高达 40～100 MHz，分辨率为微米级

（20～60 μm），可以获得类似光学显微镜下高分辨率图像而得名。UBM 不受角膜混浊的干扰，弥补了现有眼科专用检查仪器的不足，使许多以往无法看清的眼前段组织具有较强的可视性，通过不同的断层呈现组织内部结构改变，对了解疾病的发生、发展、转归及疗效等方面均有实用性，其应用范围日趋扩大。

（一）检查准备

因检查过程中可能因为眼杯、0.9%氯化钠溶液或探头接触角膜而引起短暂而轻微的刺激症状，检查前需要向患者解释操作过程以取得患者的配合是十分必要的。

患者取仰卧位，角膜表面麻醉，眼杯置于结膜囊内，注入适量蒸馏水。将探头浸入眼杯中，使探头与角膜表面的检查区相垂直。检查过程中观察被检查部位的表面各线均明亮而且清晰，则说明探头与被检查部分已经垂直。

与传统 B 型超声相比，UBM 检查图像与探头的位置关系不同，在 UBM 中，靠近探头的组织影像位于显示屏的上方，可根据显示屏上探头与角膜的距离调节探头的在水浴杯内的深浅，探头上标志线侧的组织影像位于显示屏的左侧。

（二）扫描方法

1. 放射状扫描法

自 12 点开始顺时针转动探头一周，注意保持探头与角膜缘垂直。这种检查方法对于眼前段疾病尤其是对前房角及睫状体的疾病观察更具优势。

2. 冠状位扫描法

保持探头与角膜缘呈水平扫查，可更详细地了解睫状体疾病。

（三）正常眼的 UBM 表现

UBM 能够显示许多既往手段不能观察到的活体眼部结构，其分辨率与低倍光学显微镜类似，通过拼图还可以得到一副完整的眼前节图形。在分析病理变化之前，熟悉眼部结构的正常 UBM 表现是必要的。

1. 角膜

位于眼球的最表面，最适合于超声生物显微镜的应用。组织学上，角膜组织分为 5 层：角膜上皮层、前弹力层、基质层、后弹力层及内皮层。UBM 探查，在角膜的前表面可以显示 2 条带状强回声，即角膜上皮层及前弹力层，基质层表现为强度均匀的低回声区，后弹力层及内皮层无明显界限，呈一带状强回声。

2. 巩膜

正常巩膜与角膜相比，回声相对较高，呈强回声。而被覆其上的结膜及结膜下组织和眼外肌则为中强回声。巩膜通常在巩膜突处最厚，回声也最强，常表现为三角形的突起。巩膜突是活体组织测量的重要解剖学标志。

3. 角巩膜结合部

因角膜和巩膜间散射系数有显著的差异，其交界区的角巩膜缘非常容易识别。尽管角巩膜缘不是一个确切的解剖结构，由于它与前房角及眼科手术的密切关系，因此，角巩膜缘的观察对临床具有重要意义。

4. 前房

中央前房位于角膜内皮面与晶状体前囊面之间。中央前房深度的测定可根据两侧虹膜是否对称为标志，使测量位于瞳孔区的中央。

5. 房角

房角结构与眼部的许多病理变化密切相关，因此，精确揭示房角结构的形态具有重要的临床意义。房角结构由角巩膜、睫状体和虹膜共同组成，其角度的大小可以通过测量获得。

6. 虹膜

为葡萄膜的最前部分，它由血管、结缔组织及黑色素细胞和色素上皮细胞组成。虹膜舒缩的变化可以引起瞳孔大小的改变。由于正常眼的虹膜前表面有虹膜隐窝的存在，在 UBM 切面下，虹膜前表面呈现为不规则的形态；虹膜基质表现为均匀的低回声区，后表面由于为色素上皮层，形成光滑、连续的高反射层。虹膜根部附着于睫状体上，其后表面与睫状体形成一定夹角，这一点十分重要，因为在观察人工晶状体植入的位置是否合适时，是以袢与这个夹角间的关系来确定的。

7. 睫状体

在垂直切面上呈三角形，基底处与巩膜附着，插入到巩膜突内，基底部连接虹膜，尖端指向锯齿缘。睫状体前 1/3 较肥厚称睫状冠，内表面有 70～80 个纵行放射状突起称睫状突，后 2/3 薄而扁平称睫状体平部，平部与脉络膜连接处呈锯齿状称锯齿缘，为睫状体的后界。睫状体与晶状体赤道部之间有纤细的晶状体悬韧带相互连续。

8. 晶状体

为富有弹性的透明体，形似双凸透镜，位于虹膜之后玻璃体之前。由于仪器条件的限制，一般条件下可清晰显示晶状体的前囊、赤道部，表现为强回声光带回声，晶状体皮质和核表现为无回声暗区，而晶状体后囊则无法探查清晰。

9. 后房

UBM 是目前唯一能够在活体组织中观察到后房的形态和动态变化的仪器。在 UBM 检查中，后房由虹膜、睫状突、悬韧带和晶状体前表面组成。

10. 前玻璃体

正常的前玻璃体为无回声区。

（四）正常人眼前段结构的测量方法

正常人眼前段结构相关参数的测量大多数参照 Pavlin 设计的方法进行。常用的测量指标包括以下几项内容。

1. 前房深度

取正位或轴位眼前段剖面图,清晰显示角膜、双侧对称的虹膜及晶状体前囊,测量角膜内皮面垂直于瞳孔中央晶状体前囊的距离。

2. 房角开放距离

在距离巩膜突向上 50 μm 处确定一点,自此点垂直角膜做一直线与虹膜相交,两点间的距离为 500。

3. 小梁虹膜夹角 (θ_1)

自巩膜突向上 500 μm 处(A 点)引垂线至虹膜(B 点),虹膜隐窝顶点(C 点)至上述两点各做一连线,连线之间的夹角为小梁虹膜夹角。

4. 虹膜厚度

自巩膜突向上 500μm 处引垂线至虹膜,此处的虹膜厚度为虹膜厚度 1,距虹膜根部 2 mm 处为虹膜厚度 2,近瞳孔缘处为虹膜厚度 3。

5. 小梁睫状体距离及虹膜睫状体距离

自巩膜突向上 500 pm 处向睫状体表面引一垂线,两点间距离为小梁睫状体距离。该线穿过虹膜处测量虹膜后表面到睫状突的距离为虹膜睫状体距离。

6. 虹膜悬韧带距离

自虹膜后表面至睫状突与悬韧带的接点作垂线,此距离为虹膜悬韧带距离。

7. 虹膜晶状体夹角 (θ_2) 与虹膜晶状体接触距离

虹膜后表面与晶状体前表面相交形成的夹角为虹膜晶状体夹角,夹角的顶点至瞳孔缘的距离为虹膜晶状体接触距离。

8. 巩膜虹膜夹角 (θ_3) 和巩膜睫状突夹角 (θ_4)

为巩膜外侧面分别与虹膜长轴、睫状体长轴的夹角。

第三节　角膜及巩膜疾病

一、角膜疾病

(一) 角膜水肿

角膜上皮、基质或两者中蓄积了过多的水分称为角膜水肿。角膜水肿发生于外伤、手术、炎症、变性及眼内压显著增高时,临床症状为虹视、眼痛、视物模糊,角膜混浊、厚度增加等,需要及时采取措施进行治疗。角膜水肿按照部位可分为上皮水肿、基质水肿、内皮水肿。

UBM 主要表现:角膜上皮增厚、回声降低,上皮层与前弹力层之间低回声区加深。若病变累计基质层,则基质层增厚,回声增高,各层间界限模糊不清。

(二) 角膜炎

角膜炎多因个体抵抗力低或外伤后感染病原体所致,目前真菌性角膜炎在化脓性角膜炎中最常见且呈现逐年递增的趋势。角膜炎发病较快,临床表现为畏光、流泪、异物感、视力下降等,若病情未及时得到控制,角膜组织变性坏死、组织脱落形成角膜溃疡甚至穿孔。

UBM 主要表现:UBM 可准确显示角膜炎性混浊的程度与范围,为手术时机及方式的选择提供帮助。局限性浅表性混浊可表现为角膜前弹力膜光带消失,表面凹凸不平,呈均匀团状中强回声。炎症侵及角膜全层可表现为角膜层次结构消失,全层增厚,回声增高。

(三) 圆锥角膜

是一种以角膜扩张为特征,角膜中央变薄,向前圆锥形凸出的疾病,伴有高度不规则散光，视力显著减退。晚期会出现角膜水肿，形成瘢痕。

UBM 主要表现：角膜弯曲度增加，中央角膜变薄，前房加深。出现角膜急性圆锥发作时，基质水肿显著，后弹力层断裂并与基质层分离，形成无回声裂隙。

（四）角膜移植

UBM 术前用于了解眼前段结构是否正常，术后了解角膜各层厚度以判断术后反应。角膜混浊时，术前了解前房是否存在和前房深度、角膜和虹膜的关系、虹膜和晶状体的相对位置及房角的开放程度，是预后估计、手术设计和手术效果判断的基础，在一定程度上排除了手术的盲目性。在角膜移植术后，可用于观察有无植片与植床间阶梯，有无虹膜前粘连，还可观察角膜的厚度、角膜前后表面的变化有无术后移植排斥反应等情况。

二、巩膜疾病

巩膜是由致密交错的纤维组织构成，其外面被眼球筋膜所包绕，巩膜组织本身只有很少血管，代谢较低，因而病变发生较少，一旦发炎则病程缓慢，对治疗反应也迟钝。

（一）巩膜炎

是巩膜深部组织的炎症，具有持续时间长，易复发，与眼部附近组织和系统性疾病相关联的特点。巩膜炎依部位可分为前巩膜炎及后巩膜炎，前者多见。

1. 前巩膜炎

在临床上由于病变累及浅层或深层巩膜组织，将前巩膜炎又分为浅层巩膜炎及深层巩膜炎两种类型，临床上多以浅层巩膜炎多见，患者常有流泪、畏光、微痛等不适症状，具有自限性，病程较短，预后亦佳；深层巩膜炎是累计巩膜实质层的炎症，眼红眼痛较重，反复发作后巩膜形成瘢痕变薄，常伴发角膜和葡萄膜炎症。

UBM 主要表现：巩膜外层炎可见表层巩膜组织呈局限性或弥漫性增厚，表面不整，呈蚕食状；深层巩膜炎表现为巩膜全层增厚，巩膜实质层见散在虫蚀样低回声区。结节性巩膜炎则表现为边界相对清晰的局限性巩膜增厚，回声降低，急性期过后，局部巩膜区轻度变薄，呈凹陷状。

2. 后巩膜炎

后巩膜炎是临床上少见的一种巩膜炎症，常见于中年人，女性多于男性，多为单眼发病。主要症状为眼痛、头痛、眼红和视力减退，重症患者可出现眼睑水肿、球结膜水肿、眼球突出或复视。

B 型超声检查可见巩膜呈弥漫性增厚或结节性增厚，部分患者可见到"T"形征，即炎症刺激后发生水肿，巩膜与眶内组织间见无回声暗区与视神经相连呈"T"形改变。

(二) 巩膜葡萄肿

巩膜的先天缺陷或病理损害使其抵抗力降低，张力减弱所致巩膜向外凸出、扩张。若葡萄膜组织融于其中则称为巩膜葡萄肿，若不包含葡萄膜组织则称为巩膜扩张。巩膜葡萄肿在临床上分为前巩膜葡萄肿、赤道部葡萄肿及后巩膜葡萄肿。

第四节　葡萄膜疾病

葡萄膜从前到后由虹膜、睫状体、脉络膜组成，具有丰富的血管供应，又称为血管膜。葡萄膜的疾病较为复杂，本节主要对葡萄膜炎症、肿瘤、脉络膜脱离等常见疾病进行阐述。

一、虹膜睫状体疾病

（一）虹膜睫状体炎

前部葡萄膜由虹膜和睫状体组成，两者常同时发生炎性病变。多发于 20 岁到 50 岁的人群，男女比例大致相等，单眼或双眼发病，易反复，可发展为全葡萄膜炎，亦可产生严重的并发症后遗症，为常见的致盲眼病之一。其临床特点为眼红眼痛，视物模糊，瞳孔缩小，房水混浊。UBM 可以清楚地观察到虹膜睫状体炎的形态学变化，特别有助于虹膜睫状体炎病变部位的判断，为制订治疗方案提供依据，并可对病程发展变化进行观察。

UBM 主要表现：前房及后房炎性渗出物引起的点状高回声；角膜内皮处可有片状、块状回声；睫状体水肿、体积增大，可出现睫状体上腔积液；虹膜膨隆与角膜前粘连，或虹膜瞳孔缘粘连，瞳孔闭锁，加重虹膜膨隆，前房变浅，房角关闭，导致临床眼压升高。

在急性虹膜睫状体炎时常伴有玻璃体混浊，B 型超声可显示前部玻璃体内有点状弱回声，如波及后部葡萄膜，全玻璃体内可充满片状弱回声，后运动明显。

二、虹膜囊肿

临床上虹膜囊肿按其病因分为原发性囊肿与继发性植入性囊肿两种。原发性虹膜囊肿按发生部位分为虹膜色素上皮囊肿和虹膜基质囊肿；继发性植入囊肿多继发于穿破性眼外伤或内眼手术时引起的结膜上皮、角膜上皮或毛囊上皮带入到虹膜而形成。多无明显症状，当囊肿增大到一定程度，可占据前房，阻塞房角，引起眼压升高和继发性青光眼。

UBM 主要表现：虹膜形态异常，局部见囊样隆起物，壁薄，边界清晰，内部呈无回声，部分囊肿内呈"蜂窝状"多囊样分隔改变。

（三）虹膜色素痣

为一种错构性病变，为具有良性细胞学形态的黑色素细胞组成的肿瘤性团块。一般位于虹膜浅基质层，无明显生长倾向。

UBM 主要表现：病变可位于虹膜的各个位置，可在瞳孔缘、虹膜中部或虹膜根部。虹膜可探及局限性实性隆起，前界回声多，后界回声少，声衰减显著，大多数病例的边缘整齐，部分病例的前表面不规则，可伴有凹陷及不规则隆起，称为"火山口"样改变。因病变与周围组织间界限清晰，可准确地测量病变的大小。

二、脉络膜疾病

脉络膜位于视网膜与巩膜之间，含丰富的血管和色素，是眼内炎症和成年人肿瘤的好发部位。在眼屈光间质混浊时，超声对该病的诊断和鉴别有特殊意义。

（一）脉络膜恶性黑色素瘤

是葡萄膜色素细胞的异常增殖。为成年人最常见的眼内恶性肿瘤，常侵犯单眼，很少累及双眼。

1. 病理概要

脉络膜黑色素瘤的肿瘤组织，分梭形细胞 A 型、梭形细胞 B 型和上皮样细胞型 3 种。大多有明显色素，但黑色素的多少与预后无关。

2. 临床表现

脉络膜黑色素瘤是常见的眼内肿瘤，发病率仅次于视网膜母细胞瘤，多见于中老年人，青年人发病者少见。根据肿块的生长形式有两种类型：一为局限性肿瘤，向玻璃体腔呈球形隆起；另一种为弥漫扁平型脉络膜黑色素瘤，沿着脉络膜平面发展，形成弥漫性扁平增殖。肿瘤发生于黄斑周围，早期出现视物变形，视力下降。随即有眼压增高、头痛、恶心和呕吐等青光眼症状。可血行转移至肝、肺和骨髓等处。

3. 声像图特征

（1）二维超声：

①可见由球壁向玻璃体中生长的半球形或蕈状实性物。

②由于肿瘤周围部血管呈窦状扩张，因而实性物内有声衰减现象，即前部回声较强，向后回声减低，接近球壁区甚至呈暗区表现。

③由于肿瘤在视网膜下隆起，肿瘤与玻璃体间有完整的视网膜，故肿瘤的边缘光滑、锐利。

④肿瘤局部的眼球壁较周围正常的球壁回声低，似有一凹陷形成，故声像图上称之为脉络膜凹陷。这是因为受侵的脉络膜被肿瘤占据，肿瘤内部的声衰减现象导致此现象发生。

⑤由于肿瘤的回声衰减强，故在较大肿瘤后方的眼眶脂肪强回声中出现声影。

⑥继发性视网膜剥离。如肿瘤侵犯眶内，在眶内脂肪区中出现弱回声的团块。

（2）多普勒超声：脉络膜黑色素瘤的彩色血流显示率较高，见红色血流信号大多位于肿瘤基底部，血供丰富。其频谱呈高收缩期和较高的舒张末期流速，阻力指数较低，小于0.7。

（3）三维图像：能清晰地看到基底部宽，附着于球壁上的半球状肿瘤，同时可见它在眼球壁上具体位置，对肿瘤的组织来源诊断帮助较大，也可帮助鉴别诊断眼球内的其他疾病，如玻璃体积血和机化等。

4. 鉴别诊断

脉络膜肿瘤，尚需与其他一些病变进行鉴别诊断。除了根据临床表现和专科检查鉴别其他肿物外，超声能帮助鉴别下列疾病。

（1）脉络膜血管瘤：球壁隆起的肿物程度低（少有超出 5 mm 者），内部回声强、均匀，无脉络膜凹陷和声影现象。一般来说，血管瘤的轴径和横径之比小于0.5。彩色多普勒技术对鉴别诊断有一定帮助。

（2）脉络膜转移瘤：常来自肺癌和乳腺癌。超声见多位于眼后极部，基底宽附着于球壁的不规则回声团，内部回声强弱不一。无脉络膜凹陷及声影现象。

（3）骨瘤：脉络膜的一种少见的良性肿瘤，青年女性多发。超声见视盘一侧，球壁上扁平隆起的带状强回声物，后伴声影。

（4）脉络膜血肿：多发生于患有血管性疾病的老年人或眼内手术后，声像图早期见球壁上局限性无回声暗区，境界清晰，壁光滑。随诊见其缩小消失。

（二）脉络膜脱离

睫状体和脉络膜与巩膜之间有一潜在间隙，此间隙在眼压突然降低等诱因作用下积存液体称脉络膜脱离。由于睫状体前端与巩膜紧密粘连，而眼球赤道部之后有进出眼球的重要结构，故脉络膜脱离多限于眼球赤道部之前。

超声表现为玻璃体暗区前部半环状强回声带，凸面向玻璃体，凹面向眼球壁。其后端位于眼球赤道部，前端可达睫状体前端（此点可与视网膜脱离相鉴别）。严重者绕巩膜内面一周，声像图上可见多个半环状强回声带。脉络膜脱离超声表现往往为缺乏后运动现象。

（三）眼球血管膜渗漏综合征

本病是一种自发性浆液性视网膜、脉络膜脱离，占视网膜脱离的4.5%～10%。临床表现为视网膜脱离症状严重，常有眼痛、眼红、房水混浊和眼压甚低等症状。

由于该病易造成屈光间质混浊，故超声检查对诊断有较大的帮助。玻璃体暗区中出现两层强回声带，前一层为视网膜，后一层为脉络膜。从前向后依次是：

脱离的视网膜回声带→视网膜下液性暗区→脱离的脉络膜回声带→脉络膜下液暗区→眼球壁。

（四）脉络膜炎

该类疾病包括弥漫性脉络膜炎和交感性眼炎等。超声没有特征性表现，并且需要高频的眼科专用机，才有可能观察到病变。

超声表现主要是见到脉络膜增厚和继发性视网膜脱离征象，以及视网膜下液内有弱回声点出现。

第五节　视网膜疾病

视网膜为神经组织，损伤后不再生长，仅代以神经胶质，因而功能完全丧失。视网膜病变是常见的眼内病，包括肿瘤、视网膜脱离、炎症、水肿和出血等。通常利用光学仪器如检眼镜、裂隙灯和荧光血管造影等技术可正确诊断。但眼内容物不透明时，则需要超声检查。超声可以清晰显示病变部位、范围及毗邻关系等，对视网膜母细胞瘤和视网膜脱离等病的检查具有重要意义。

一、视网膜母细胞瘤

视网膜母细胞瘤是小儿视网膜恶性肿瘤，2/3 的患者发生于 5 岁以前，5 岁以后仍可发病。单侧多发，约 1/4 患者发生于双眼。视网膜母细胞瘤多起源于视网膜内颗粒层，少数起源于节细胞或外颗粒层，为胚胎来源的肿瘤。本病与家族遗传有关，是常染色体显性遗传疾病。

（一）病理概要

本病是由一些未成熟的视网膜母细胞增长而成。肉眼为白黄色软组织，有时较为坚硬，切开有出血点，或见钙质。显微镜下这些母细胞胞质少而核大，着色深浓，细胞分裂活跃。分化较好的瘤细胞围绕着血管腔聚集为血管周围套，呈玫瑰花环样或假菊花状，此花环越多，肿瘤恶性程度越低。坏死区常远离血管，并见钙化灶。

（二）分期

通常根据肿瘤的生长分为 4 期：安静期、青光眼期、眼外蔓延期和转移期。实际病情发展并不完全如此。

（三）临床表现

该病多由家长发现患儿瞳孔出现白瞳症，或呈"黑蒙猫眼"及眼球斜视和震颤等症状来就诊。当病变进一步发展，肿瘤导致前房角阻塞，引起继发青光眼时，见结膜充血，测眼压增高。由于肿瘤可沿视神经向眶内和颅内蔓延，也可破坏球壁向眼外生长。患儿最后死于颅内侵犯或血行转移。

（四）超声表现

1. 二维超声表现

（1）眼轴正常或稍增长。

（2）玻璃体内出现实质性肿物回声，形态呈半圆形或类圆形，可单个病灶，也可多个病灶。肿瘤较大时可占据全玻璃体腔。由于瘤细胞聚合力差，常成块脱落，故肿瘤边界不整齐，呈凹凸状，不光滑。由于肿瘤内部常有坏死和钙质沉着，故内部回声强弱不等，分布不均匀，具体表现为出现液性暗区和钙斑反射。钙斑反射即呈现出强回声光斑后方伴随声影，超声检出率为 70%～80%，是诊断视网膜母细胞瘤的重要声学标志之一。

（3）常继发视网膜脱离，玻璃体内除实性肿块外，常伴有视网膜脱离的带状回声。另外，尚有一种少见的外生性视网膜母细胞瘤，病变侵犯脉络膜，早期即导致视网膜脱离和增厚，脱离的视网膜表现为漏斗样带状回声，有明显的增厚区。

2. 彩色多普勒超声表现

视网膜母细胞瘤的彩色血流显示率很高，可见视网膜中央动脉进入肿瘤的红色血流信号及其在肿瘤内的分支。频谱呈高收缩期流速和低舒张末流速，阻力指数高，常大于 0.70。

（五）鉴别诊断

应和有类似婴幼儿白瞳症表现的其他疾病鉴别。临床上白瞳症不是视网膜母细胞瘤的特有体征。

1. 先天性白内障

为双眼晶状体混浊，眼的其他部位声像正常。

2. 玻璃体脓肿

随迁徙性眼内炎，脓性分泌物积存于玻璃体内。临床上有明显的炎性表现。超声见玻璃体暗区内散在弱回声点及斑点，有明显后运动。

3. 外层渗出性视网膜病变

是视网膜外层血管的渗出性病变，由于视网膜下积聚脂性渗出液，因而继发视网膜脱离。超声显示玻璃体腔内有视网膜脱离光带，光带与球壁之间充满弱回声光点，这些弱回声光点是胆固醇结晶的回声。

4. 永存增生原始玻璃体症

90%单眼患病，原本应退化的原始玻璃体在患儿中保存下来，形成纤维血管组织，向前连于睫状体和晶状体，向后缩窄起自视神经乳头，形状呈前宽后窄样。超声表现为：与对侧眼比较，患眼眼轴缩短，玻璃体内见底向前尖端向后的弱回声团，缺乏钙斑反射。

5. 玻璃体后纤维增生症（早产儿视网膜病）

该症为早产儿由于吸氧过度，双眼患病，在玻璃体前部形成血管纤维膜。超声表现为晶状体之后杂乱的、中等强度的点状回声，并有视网膜脱离征象。

超声诊断视网膜母细胞瘤的诊断率在94%以上，如果有钙斑反射出现，则高达100%，目前超声已成为该病的常规检查方法。

二、视网膜脱离

视网膜脱离是视网膜的神经上皮层与色素上皮层的分离，并非是视网膜与脉络膜分离。分离后间隙内潴留含蛋白质丰富的液体（视网膜下液）。视网膜脱离分为原发性和继发性两种。

（一）病理概要

原发性视网膜脱离者，又称为孔源性视网膜脱离，视网膜裂孔是发生视网膜脱离的主要因素。视网膜周边呈黄斑区囊样变性，玻璃体液化、萎缩。多发生于高度近视性屈光不正。继发性视网膜脱离多无裂孔，根据病因又分为渗出性、牵引性和实体性视网膜脱离，多由于炎症渗出、出血、机化、牵引和肿瘤等原因引起。

（二）临床表现

一般脱离之前，患者常有先兆症状，如感到眼前有飞蚊、闪光感觉，似有云雾遮挡等。视网膜突然部分脱离，在脱离对侧的视野有缺损，并逐渐扩大；如脱离发生在黄斑区时，则中心视力大为下降；如果全脱离时，视力减至光感或完全丧失。继发性者除视网膜脱离症状和体征外，尚有原发病引起的症状。

(三) 超声表现

1. 二维超声

(1) 原发性视网膜脱离:

①部分视网膜脱离:玻璃体暗区内出现强回声光带,后端与视盘相连,前端可达周边部 (锯齿缘)。该强回声带界面整齐、菲薄。凹面向前,有轻微的后运动现象,它与眼球壁之间为暗区。全方位扫查眼球,见强回声带出现的范围局限。

②完全性视网膜脱离:指视网膜脱离是除视盘和锯齿缘之外的全部视网膜层间分离。玻璃体见倒 "八" 字形强回声带,后运动现象明显,各方位扫查均见玻璃体中的菲薄回声带。凹面向前。回声带与球壁之间呈现无回声的暗区。

③陈旧性视网膜脱离:指视网膜长期脱离,发生机化和囊样变性。二维声像图尚见倒 "八" 字形或横状的回声带,厚薄不一,回声更强,有僵硬感。有囊性病变时,回声带上有小暗区出现。后运动现象减弱或消失。严重者可见眼球萎缩现象。

(2) 继发性视网膜脱离:声像图上除了有不同程度的视网膜脱离外,尚见有原发病灶的图像。炎症引起的,视网膜下的暗区内有弱回声点浮现。后运动现象发生时,这些弱回声点也有飘动现象出现。如继发于肿瘤者,还见脱离的回声带与球壁之间有实质性回声的肿物。当是机化物牵引所致的视网膜脱离时,见有不规则的短回声带和脱离的视网膜相连,该机化物的后运动现象不明显。寄生虫引起的视网膜脱离,往往能够显示虫体结构。

2. 多普勒超声

视网膜脱离的强回声带上,彩色多普勒可观察到其内有由视盘处延伸上来的动、静脉伴行血流信号。动脉频谱呈低阻波形,收缩期峰值速度下降明显,舒张期峰值速度相对增高,无舒张期血流缺如现象。阻力指数也较正常为低,一般小于0.6。陈旧性视网膜脱离，由于血管萎缩，网膜上的血流信号显示不清晰。二维图像结合彩色多普勒，使视网膜脱离的诊断准确性得到提高，准确率达97%。同时对玻璃体内其他病理膜的鉴别诊断，也具有很大应用价值。

3. 三维超声

脱离的视网膜似薄纱样"悬挂"在透明的玻璃体中，透过旋转可见它和眼球之间的空隙，并见此"薄纱"较平坦。不完全性脱离时，仅见"薄纱"呈片样；当出现完全性脱离时，则见一倒置圆锥状的结构位于玻璃体中，宽口向前，窄口向后，水平旋转360°观察，脱离的视网膜有良好的直观感，能准确地反映视网膜脱离程度。

三、糖尿病视网膜病变

糖尿病视网膜病变（diabetic retinopathy，DR）是一种主要的致盲性眼病，分单纯型和增殖型共6期，其中Ⅰ～Ⅲ期为无新生血管形成的单纯型病变，Ⅳ～Ⅵ期为增殖型病变。一般而言，约1/4的糖尿病患者并发视网膜病变，约5%有增殖性糖尿病视网膜病变（proliferalive diabetic retinopathy，PDR）。增殖型糖尿病视网膜病变包括视盘新生血管、视网膜新生血管、视网膜前和玻璃体内出血、纤维增生性改变和视网膜脱离（retinal detachment，RD）等糖尿病性眼部改变，严重威胁患者的视力。

（一）二维超声表现

一般Ⅰ～Ⅲ期的患者超声检查无异常发现，Ⅳ～Ⅵ可依病程出现相应的改变。

（1）PDR眼常因增生组织牵引或收缩引起玻璃体积血，声像图上玻璃体内的点状、絮状等中等强度回声，并不与球壁回声相连；运动与后运动试验阳性。

（2）视网膜前玻璃体腔内的条带状回声是玻璃体后界膜和玻璃体机化膜的

表现：脱离的玻璃体后界膜一般表现为飘带样弯曲的弱回声细光带，与球壁相连点不定，后运动活跃；机化膜在超声下表现为回声不均匀、厚度不均匀、连续性不佳或有分支的膜状回声，回声有时与视网膜出现点状或片状的粘连。

（3）视网膜病变：严重时机化膜牵引视网膜形成帐篷样隆起，导致牵拉性视网膜脱离，范围广泛时会有全部的视网膜脱离。

（二）彩色多普勒超声表现

（1）只有玻璃体中的机化膜，一般无异常血流信号，当机化膜上有新生血管存在时，可能发现异常血流信号，但与视网膜中央动、静脉不延续，频谱特征也不相同；而合并牵拉性视网膜脱离时，在脱离的视网膜回声条带上可以探查到与视网膜中央动、静脉相延续血流信号，频谱特征与视网膜中央动、静脉相同。

（2）糖尿病视网膜病变的严重程度与视网膜中央动脉间有显著的相关性：在各期的视网膜中央动脉血流速度均较正常下降，以增殖期视网膜中央动脉血流速度下降最明显，阻力指数进行性增高。随着病情的进展，视网膜中央静脉的血流速度进行性增高，频谱表现静脉动脉化。

四、外层渗出性视网膜病变

外层渗出性视网膜病变多见于青少年男性，单眼发病。病因及发病机制不明，以视网膜毛细血管和微血管的异常扩张，视网膜内黄白色渗出及渗出性视网膜脱离为病理特点。

（一）二维超声表现

外层渗出性视网膜病变引发视网膜脱离后即有特征性表现。

（1）视网膜脱离：玻璃体腔内见弧形带状强回声，后端与视盘相连。

（2）视网膜下间隙见密集均匀点状回声，这是胆固醇结晶引起的反射，后运动明显，呈"落雪征"改变，即眼球停止运动后较长时间后仍像雪花样不停地飘动。此特征可与原发性视网膜脱离鉴别。

（3）高度视网膜脱离者可推动虹膜向前移动，阻塞房角，引起眼压增高，继发青光眼。

（二）彩色多普勒超声表现

弧形光带上可见与 CRA 相延续的血流信号，而玻璃体内均匀点状回声内无血流信号。

第六节　玻璃体疾病

玻璃体是透明的胶状体，由纤细的胶原结构、亲水的黏多糖和透明质酸组成。正常玻璃体内缺乏血管和神经。玻璃体疾患有先天异常、原发变性，也可继发于视网膜和眼球血管膜等病变。超声检查常见如下玻璃体病变。

一、玻璃体积血

多因眼内疾病引起，因为玻璃体本身没有血管，当视网膜脉络膜的炎症、血管病、肿瘤和外伤等引起出血，血液流入玻璃体内，引起玻璃体积血。由于积血多引起屈光间质混浊，因而超声在诊断上有较大帮助。

玻璃体内少量积血，一般对视力影响不大，患者仅有飞蚊症感觉。大量玻璃体积血时，视力多突然减退甚至仅有光感。

少量的分散性出血，由于血细胞分散，各种血细胞的直径小于超声波长的 $1/2$，故超声波在其表面发生绕射现象，所以难以形成回声界面，二维图像上不能发现。当出血量大、积血凝集成块状物时，可被超声显示。

玻璃体积血的回声物，回声较弱，形状各异，边缘不规则，有明显的后运动现象。当有视网膜脱离时，积血沉积在脱离的视网膜后界上，可随脱离视网膜一起运动。

超声随访可观察积血的吸收和复发情况，对临床治疗有指导意义。如出血一年后仍未见好转者，提示有做玻璃体手术的必要。

二、玻璃体机化物

由于玻璃体积血量多及炎性渗出物在玻璃体内残留，最终它们被机化，形成玻璃体机化物并粘连于眼球壁上。这些机化物除造成视力减退外，还可继发视网膜脱离。

超声表现：玻璃体暗区内可见环形不规则，粗细不等的带状强回声。常见有条状回声带和丛状回声带，即为单一的强回声带或玻璃体内见多条相互联系的强回声带。由于这些回声带的收缩，可造成眼球形状改变。行后运动试验，均有明显后运动现象。但它的后运动不似视网膜脱离引起的表现，即后运动不和眼球壁垂直而呈无规则的振动。

三、玻璃体内猪囊尾蚴病

该病在我国北方常发现，是一种寄生虫病。误食猪肉绦虫的虫卵后，绦虫钻入肠壁随血循环散布全身，在眼部经脉络膜或视网膜血管进入玻璃体中沉着，形成猪囊尾蚴而发病。故称玻璃体内猪囊尾蚴病。

临床上患者患眼见虫体变形的蠕动的阴影。专科光学仪器可直接观察到囊尾蚴。可继发视网膜脱离等症状。

超声表现：在玻璃体内或脱离的视网膜下，暗区内观察到薄壁样囊状物，内有强光斑回声，是尾蚴头节的回声，并见虫体的自发摆动。

四、玻璃体后脱离

指玻璃体的境界层与视网膜的内界膜之间的脱离。以玻璃体基底部为界，分为前部玻璃体脱离和后部玻璃体脱离，临床上以后部玻璃体脱离常见。超声检查可以准确地诊断玻璃体后脱离，为临床诊断和手术治疗提供客观依据。

超声表现：玻璃体后脱离的典型形态学改变表现为玻璃体内连续性弱回声光带，根据其是否与眼球后极部球壁相连分为完全性玻璃体后脱离和不完全性玻璃体后脱离。

完全性玻璃体后脱离不与眼球后极部球壁回声相连，运动时表现为自眼球壁一侧向另一侧的蛇形样的运动；不完全性玻璃体后脱离可与视盘或黄斑及后极部任意一点或多点相固着，运动试验及后运动试验均阳性。玻璃体后脱离在彩色多普勒血流成像检查均无异常血流信号发现。

五、玻璃体星状变性

是一种良性玻璃体疾病，好发于中老年人。玻璃体虽有明显混浊，但患者无明显视力障碍，多为体检或其他眼部检查时偶然发现。临床检查当患者眼球转动时，经眼底镜可见混浊物在原位抖动。本病不影响患者视力，一般不需治疗，超声检查主要应与一般的玻璃体混浊相鉴别。

超声表现：玻璃体内充满均匀一致的强回声，前界边界不规则，后界与玻璃体间有明显界限，不与眼底带状强回声相连，玻璃体内回声动度轻，后运动呈弱阳性。

六、永存增生原始玻璃体症

原始玻璃体是由于胚胎早期，玻璃体内充满透明样血管等中胚叶组织。胚胎6周至3个月，原始玻璃体萎缩，逐渐被透明的胶液状继发玻璃体所代替。患儿原始玻璃体保存下来，形成纤维血管组织，连于睫状体和晶状体，向后缩窄，起自视神经乳头，形状呈前宽后窄样。

超声表现：与对侧眼比较，患眼眼轴缩短，玻璃体内见底向前尖端向后的倒三角形弱回声团，倒三角的基底部与晶状体相贴近，尖端与视盘相连。病变的运动及后运动均不明显。彩色多普勒超声检查在此光带内可探查到与 CRA-CRV 相延续的血流信号。

第七节　晶状体疾病

一、白内障

晶状体由于内无血管，其营养主要来自房水。当各种原因引起房水成分和晶状体囊渗透性改变及代谢紊乱时，晶状体有蛋白变性，纤维间出现水裂、空泡、上皮细胞增殖等改变，这时透明的晶状体变混浊，称白内障。该病是常见眼病和主要致盲原因之一。

（一）临床表现

白内障的类型较多。按照病因分为老年性白内障、外伤性白内障和先天性白内障等。按照混浊程度又可分为完全性白内障和部分性白内障。

老年性白内障为最常见白内障，多见于 50 岁以后。它是全身老化，晶状体代谢功能减退的基础上合并其他因素形成的晶状体疾患。有研究发现遗传、紫外线、高血压、糖尿病、动脉硬化和营养状况等因素均与它的发病有关。老年性白内障的发病多为双侧性，但发病顺序可有先后，主要症状为进行性视力减退。它分为皮质性、核性和后囊下三大类，后囊下型常与核性及皮质性白内障同时存在。

（1）皮质性白内障是最常见的类型，随着病程的发展可分为 4 期：即初发期、膨胀期、成熟期和过熟期。一般至成熟期后，患者的视力会明显减退，而过熟期则因晶状体的悬韧带发生退行性变，易引起晶状体的脱位。

（2）核性白内障的晶状体混浊多从胚胎核开始，渐向成年核发展。早期由于晶状体周边部仍保持透明，故对视力影响不大。这种白内障的病程发展慢，即使病情发展至相当程度，但仍然保持较好的近视力。

（3）后囊下白内障是在晶状体后极部囊下的皮质浅层出现金黄色或白色颗粒，并夹杂着小空泡，整个晶状体后区呈盘状。该类型白内障病程进展较慢，由于视轴区出现混浊，从而对视力的影响出现较早。

外伤性白内障是由于眼球的机械性、化学性、电击性核辐射伤引起的晶状体混浊。先天性白内障是在胎儿发育过程中，晶状体发育障碍所致，发病原因有两类：一是遗传因素造成，多属于常染色体显色遗传；二是妊娠期母体或胚胎的全身病变对胚胎晶体造成的损害。

（二）超声表现

①晶状体的轮廓线清晰，回声增强，其完整的梭形显示充分。②晶状体内无回声区中出现斑点样、云雾样的回声。③眼轴正常，玻璃体内呈无回声区。④外伤性白内障除有上述征象外，尚见晶状体囊膜呈不规则的椭圆形或三角形，晶状体局部有回声增厚、增强表现，并可伴有玻璃体内异物及玻璃体内积血的声像图改变。

有人将老年性皮质性白内障按 4 个分期进行声像图分期，具体超声表现如下。

（1）初发期：以晶状体的前层壁回声增强为主，晶状体的形态显示完整的梭形，晶状体内无回声或少许点状回声。

（2）膨胀期：主要表现在晶状体厚度增宽，甚至最大厚度达 10 mm，其形态状似球形，晶状体内见点状回声。

（3）成熟期：表现为晶状体的回声增多、增强，甚至以强回声斑充斥其内为主要声学特征。

（4）过熟期：最少见。晶状体的厚度变小，内部回声斑明显。可合并晶状体的半脱位。

二维超声对白内障可获得直观性定性诊断，可为临床诊疗提供重要的信息。如临床选择晶状体囊外摘除及针吸术时则需要事先了解晶状体有无外形异常、后囊膜有否破裂和晶状体周围是否有炎性反应等，否则会造成手术失败。另外，在是否选择植入人工晶体及判定植入晶体的疗效方面，超声检查白内障有着其他仪器无可比拟的优势。所以超声在临床诊断白内障时，可作为首选检查方法。

二、晶状体异位

由于外伤及先天性等因素导致晶状体悬韧带部分或全部断裂、发育不全或松弛无力等原因，造成晶状体脱位或半脱位，称晶状体异位。

（一）晶状体完全脱位

可发生 3 种情况：脱位入前房；脱位入玻璃体；脱位嵌顿于瞳孔中。

超声表现：①眼轴大致正常，眼球形态无改变。②晶状体的梭形回声大多保持完整。③晶状体回声的位置改变。位于前房的无回声区消失，内见梭形的回声物；位于玻璃体内中则无回声区内有一梭形回声，并有活动度；嵌顿于瞳孔中则见梭形回声物和睫状体之间的连线不成水平，之间有角度形成。

（二）晶状体不全脱位

一般通过测量眼球各方向的晶状体赤道部到睫状突的距离进行判断，距离相等则无晶状体脱位，距离不等则有晶状体不全脱位，一般晶状体向距离缩短的一方移位。

三、眼内人工晶状体

近年来白内障囊外摘除联合人工晶状体植入手术的开展已经越来越普及，

UBM 可以对位于虹膜前、后的人工晶状体进行检查，表现出重要的诊断价值。

（一）前房型人工晶状体

人工晶状体位于瞳孔区及虹膜表面，呈纺锤状边界清晰的强回声光环，内为无回声区，在房角周边部可见晶状体襻回声，在断面上呈斑点状强回声伴声影，利用 UBM 可以详尽地观察襻与房角及虹膜间的位置关系，了解其是否会阻塞房角而导致继发性青光眼。

（二）后房型人工晶状体

声学性质与前房型类似，但襻的形态不同，仅见襻的切面呈强回声点状结构，但可以据此判断襻在囊袋内或睫状沟内，以及晶状体位置是否异常。有研究报道囊袋内为后房型人工晶状体植入的理想位置，可保证人工晶状体的良好，避免人工晶状体襻对色素膜组织的干扰及对血-房水屏障的损伤，从而减少并发症的发生。

（三）有晶状体眼后房型人工晶状体

植入物位于晶状体前囊与虹膜之间，声学性质同前房型。襻位于睫状突前下方，与其并不接触。有研究表明，有晶状体眼后房型人工晶状体植入手术，术后患者视觉质量全面提高，是值得在高度近视患者中广泛推广的手术方式。

第八节　青光眼

青光眼是一组以特征性视神经萎缩和视野缺损为共同特征的眼病，病理性眼压升高是其主要危险因素之一，也是主要的致盲原因。

眼压是指眼内容物对眼球壁的压力。正常的房水循环途径为：房水由睫状突上皮细胞产生进入后房，经瞳孔流入前房，然后经前房角的小梁网抵达 schlemm 管、集合管和房水静脉，最后流入巩膜表层睫状前静脉。眼压的高低主要取决于房水循环中的 3 个因素：睫状突生成房水的速率、房水通过小梁网流出的阻力和上巩膜静脉压。如果房水生成量不变，房水循环途径中任何一个环节发生阻碍房水不能顺利流通，眼压即可升高。大多数青光眼眼压升高的原因多为房水外流的阻力增高所致。

青光眼有多种分类方法，根据病因学、发病机制及发病年龄等，临床上通常将青光眼分为原发性、继发性和先天性三大类。原发性青光眼是青光眼的主要类型，多为双眼患病，但两眼的发病先后及病理损害程度可以不同，根据眼压升高时前房角的状态是关闭或是开放，又分为闭角型青光眼和开角型青光眼。据统计，我国以闭角型青光眼居多，而欧美以开角型青光眼多见。

一、原发性闭角型青光眼

是由于周边虹膜阻塞小梁网或与小梁网产生永久性粘连，造成前房角关闭、房水流出受阻，引起眼压升高的青光眼。

(一) 急性闭角型青光眼

是一种以眼压急剧升高并伴有相应症状和眼前段组织改变为特征的眼病，是老年人常见致盲眼疾病之一，特别多见于 50 岁以上的妇女，男女发病率之比约为 1：4。

1. 病因与发病机制

病因尚未充分阐明。

(1) 解剖因素：目前认为解剖结构异常是主要的发病因素。其表现为：前房浅、房角窄，晶状体较厚、位置相对靠前，使瞳孔缘与晶状体前表面接触紧密，房水通过瞳孔时阻力增加，后房压力相对高于前房，推挤虹膜向前膨隆，前房更浅，房角进一步变窄，形成了生理性瞳孔阻滞，导致虹膜向前膨隆，一旦周边虹膜与小梁网发生接触，房角即告关闭，眼压急剧升高，引起急性闭角型青光眼急性发作。

（2）诱因：情绪激动、精神创伤、过度疲劳、气候突变、暗处停留时间过久、暴饮暴食、使用散瞳剂等为本病的诱因。

2. 临床表现及分期

按临床过程可分6期。①临床前期：多无明显自觉症状，但具有前房浅、前房角窄的解剖特点。②先兆期：一过性或多次反复的小发作，常因劳累或不适后在晚间发病，休息后可自行缓解或消失，一般不留下永久性损害。③急性发作期：在一定的诱因作用下急骤发病。症状：剧烈偏头痛、眼胀痛、视力迅速下降到眼前指数或光感，伴有恶心、呕吐等全身症状。体征有眼睑水肿，球结膜混合性充血；角膜水肿呈雾状混浊；前房极浅，如眼压持续增高，可致前房角大部分甚至全部关闭；房水浑浊，甚至出现絮状渗出物；眼底多因角膜水肿而看不清，眼压明显增高达 50～80 mmHg（6.65～10.6 kPa）；局眼压缓解后眼前段常留下永久性损伤。角膜色素沉着、虹膜扇形萎缩、晶状体前囊下有青光眼斑，诊断为急性闭角型青光眼急性发作期的三联征。④间歇期：症状可缓解或消失，但具有前房浅、房角窄的特点。⑤慢性期：房角产生广泛粘连，小梁网功能已遭受严重损害，眼底可见视盘呈杯状凹陷，称青光眼杯；视神经萎缩，并有相应视野缺损。⑥绝对期：眼压持续性增高，造成眼组织特别是视神经严重破坏，视力可完全丧失。

3. UBM 表现

急性闭角型青光眼多因瞳孔阻滞因素所致，临床前期可发现与青光眼有关的参数异常，如晶状体位置靠前，虹膜晶状体接触距离增大，中央前房深度变浅，虹膜膨隆，小梁虹膜夹角变小，房角开放距离变短等。前驱期可见前房浅、房角明显狭窄或部分关闭，用缩瞳药或周边虹膜切除后，前房角尚能开放。急性发作期可见角膜上皮水肿，前房极浅，房角大部分或全部关闭，部分病例可合并睫状体脉络膜脱离。眼压控制后前房角可能恢复，但往往遗留部分粘连。

4. 彩色多普勒超声表现

可探及患者眼动脉、睫状后动脉和视网膜中央动脉血流收缩期最大血流速度、舒张末期速度和平均流速均显著下降，阻力指数升高，说明眼局部血液循环障碍，视网膜微小血管的血流量减少，且这种病理改变与闭角型青光眼眼压的升高呈正相关。

（二）慢性闭角型青光眼

慢性闭角型青光眼房角闭塞是由于虹膜与小梁网接触后，逐渐发生粘连，使小梁功能渐进性受损，眼压逐渐升高而造成。房角粘连的范围与眼压升高的程度成正比。

1. 临床表现

为慢性过程，早期发作时仅有轻度眼胀、头痛、视物模糊。但因眼压逐渐升高，眼底及视野是进行性损害，病情隐匿，晚期可出现视盘凹陷、萎缩，视野损害，视力下降或完全丧失。根据虹膜状态分为虹膜隆起型和虹膜高褶型两种类型，前者多见。

2. UBM 表现

虹膜膨隆型慢性闭角型青光眼常为多种因素所致的房角关闭，可同时具有浅前房、晶状体虹膜膈前移及虹膜膨隆、虹膜肥厚及睫状体位置前移、房角关闭特点等；高褶型慢性闭角型青光眼的特点是虹膜平坦，而周边虹膜增厚向前隆起，呈拥挤状，周边前房浅，中央前房稍浅或接近正常，同时伴有睫状沟的近似关闭或完全关闭。

3. 彩色多普勒超声表现

眼动脉和视网膜中央动脉收缩期血流最大速度和舒张末期血流速度均较正常

眼明显降低，阻力指数明显增高，且这种改变与闭角型青光眼的病程密切相关，随病情进展，变化逐渐显著。

（三）UBM 在青光眼治疗中的作用

手术是原发性闭角型青光眼治疗的有效手段，UBM 检查可实现对房角等眼前段各种组织的形态学观察和定量测量，从而在手术前有利于明确闭角型青光眼的发病机制，如单纯性瞳孔阻滞型和非瞳孔阻滞型及多种机制并存型等，从而确定手术方案；手术后可通过 UBM 观察房角开放情况、虹膜周边切除孔、滤过通道及其内外口、巩膜瓣和滤过泡的形态及可能出现的睫状体脱离、脉络膜脱离、迟发性脉络膜上腔出血等术后并发症，从而指导治疗及随访。

二、原发性开角型青光眼

是由于眼压升高引起视盘凹陷萎缩、视野缺损，最后导致失明的疾病，其特点为：眼压虽高，房角始终开放。原发性开角型青光眼的眼压升高是由于房水排出通道的病变，使房水排出的阻力增加所致。病变部位主要在小梁网和 schlemm 管，其发病机制尚不明了，可能与遗传有关。

（一）临床表现

①症状发病隐匿，大多患者无明显自觉症状，常到晚期，视功能遭严重损害时才发现；②眼压早期表现不稳定，随病程的进展，眼压逐渐增高。③眼底检查可见青光眼视盘凹陷。④典型视野缺损表现为：早期呈孤立的旁中心暗点、弓形暗点和鼻侧阶梯。随着病情进展形成典型的弓形暗点及鼻侧阶梯，晚期仅存管状视野和颞侧视野。

（二）诊断

原发性开角型青光眼诊断的 3 项诊断指标为：①眼压升高；（2）青光眼性视

盘损害；③青光眼性视野缺损。在这 3 项诊断指标中有两项为阳性，同时前房角检查为开角，则原发性开角型青光眼的诊断成立。

（三）UBM 表现

一般情况下多无阳性发现，房角开发，虹膜平坦。

（四）B 型超声

一般无异常，晚期视盘凹陷。

（五）彩色多普勒超声表现

文献报道开角型青光眼眼动脉、视网膜中央动脉、睫状后动脉血流速度减低，尤其以舒张末期减慢明显，阻力指数增高。

三、继发性青光眼

（一）眼外伤性青光眼

1. 前房积血

眼球钝挫伤可引起前房大量积血，可发生溶血性青光眼或血影细胞性青光眼：①溶血性青光眼，是由于红细胞的破坏产物和吞噬血红蛋白的巨噬细胞阻塞小梁网而引起。②血影细胞性青光眼，是由于蜕变的红细胞阻塞小梁网而引起。

2. 房角后退

眼球钝挫伤后，可发生房角后退性青光眼。表现与原发性开角型青光眼相似，其诊断要依靠外伤史，房角镜检查可见房角异常增宽。

3. 眼异物伤

眼异物伤后异物存留，可由于炎症、铜锈、铁锈的沉积，使小梁网发生阻塞引起眼压升高。

UBM 表现：血影细胞性青光眼时前房内许多高回声的血影细胞颗粒；房角后退性青光眼可见巩膜突至房角隐窝的距离加大，房角开放距离及开放度数增加；眼外伤后异物残留，可清晰显示异物位置及相应炎性改变。

（二）虹膜睫状体炎继发性青光眼

继发性青光眼是虹膜睫状体炎常见的并发症，产生的主要原因是虹膜后粘连引起的瞳孔闭锁及膜闭。由于瞳孔阻塞，后房压力高于前房，而发生虹膜膨隆，周边前粘连，以致眼压升高，引发继发性青光眼。

UBM 表现：可见睫状体水肿，且其水肿增大的程度与炎症的严重程度密切相关；虹膜后粘连，虹膜膨隆，虹膜周边前粘连。

（三）晶状体相关性青光眼

1. 晶状体膨胀继发青光眼

在白内障的病程中，晶状体膨胀，推挤虹膜前移可使前房变浅房角关闭，引起类似急性闭角型青光眼的眼压升高改变。UBM 检查可见晶状体皮质水肿膨胀前移，内呈片状强反射回声，同时可见晶状体赤道部增厚；虹膜晶状体接触距离加大，前房变浅，房角关闭。

2. 晶状体皮质溶解性青光眼

见于过熟期白内障，变性的皮质可经晶状体前囊扩散到前房内，引发巨噬细胞反应，大巨噬细胞颗粒及变性的皮质阻塞房水排出通道，引起眼压升高。BUM 可见患眼前房加深，房角开放，前房角有大颗粒物存在，晶状体皮质呈不均匀强回声。

四、恶性青光眼

又称睫状环阻塞性青光眼，是一种严重的青光眼类型，较少见，多见于抗青光眼滤过性手术后。发病机制尚不明确，可能由于晶状体或玻璃体与水肿的睫状体相贴，后房房水不能流入前房而逆流至晶状体和玻璃体后方进入玻璃体腔，将晶状体-虹膜隔向前推，使前房变浅甚至消失，眼压升高。此类青光眼患者常具有小眼球、小角膜、前房浅、睫状环小、晶状体厚和眼轴短等解剖因素。大部分恶性青光眼可以通过玻璃体抽吸加前房重建术或白内障摘除术这样的常规手术恢复正常，个别病例需通过前部玻璃体切割等手术恢复前房和眼压。

UBM 表现：晶状体虹膜隔前移，前房部分或完全消失，睫状突肿胀且向前转位，晶状体赤道部与睫状突间的距离缩短，后房基本消失，部分病例伴有睫状体上腔无回声区-睫状体上腔渗漏。

五、先天性青光眼

是最主要的儿童致盲性眼病之一，多为胚胎时期房角组织发育异常，导致房水排出障碍引发的眼病。分为原发性婴幼儿型青光眼、青少年型青光眼和合并其他先天异常的青光眼 3 个类型，其中以原发性婴幼儿型青光眼最为多见。

（一）临床表现

症状畏光、流泪、眼睑痉挛是常见症状；角膜扩张水肿，呈雾状混浊；瞳孔散大，对光反应迟钝；眼压升高及青光眼性视盘凹陷视力减退乃至失明。

（二）UBM 表现

角膜前后面强光带边界模糊，呈水肿表现，前房深，巩膜薄，巩膜突解剖结构不清且相对位置发生变化，3/4 患眼的巩膜突位于房角顶点外侧或后外方，1/

4 与虹膜相贴，虹膜薄而平坦，睫状突长度和厚度均大于同龄正常儿童，睫状突位置前移前旋向虹膜背侧，提示巩膜突发育不良或虹膜附着靠前是发病的病理基础。

（三）B 型超声

眼球增大，当屈光间质不清时有助于发现视盘病理性凹陷。

第九节　眼外伤

眼外伤为眼科的常见病，是由于眼球及其附属器直接受到外来的机械性、物理性或化学性伤害而造成眼的结构和功能损害所引起各种病理性改变，是致盲的主要原因之一。超声检查的无创性为眼外伤的诊断提供了新的帮助。

一、眼内异物

是眼外伤中危害视力较严重的一种损伤。高速的异物击中眼球，穿透眼球壁而进入眼内，甚至可通过眼球进入眼眶内。

当眼球发生穿通伤后，进行必要的临床处理后，因及早对眼内各种异物进行确诊和定位，以便更好地采取妥当、安全的手术方法，有效地防止并发症和后遗症，最大限度地恢复视力。

由于许多异物通过检眼镜和 X 线等技术手段，无法观察和显示出来，尤其是屈光介质混浊时。而超声则可利用异物与周围组织之间声阻差而显示，特别在鉴别异物是位于眼球内，还是在眶内或镶在球壁上，传送探查有独到之处，并可同时发现并发症。此外超声通过磁性试验等辅助方法，能确定异物是否有磁性。因而超声诊断技术在眼内异物的早期发现方面，为临床提供了一种简便、迅速而又无创的检查手段。

（一）玻璃体内异物

异物的物理性质不同，在超声表现上各异。

（1）金属或砂石等异物呈斑块或点状强回声，后方伴声影。

（2）塑料、玻璃和竹木等异物，呈斑块或点状强或弱回声（回声低于金属、砂石），并多无声影存在。

上述异物，随眼球运动而移位。确定之后，用四体位法定位，具体过程如下：即分别在患者仰卧位、左侧卧位和坐位头低位时找到异物，测量异物与球壁间的距离。判断异物有否磁性，在图像上确定异物后，固定探头，嘱患者眼球勿动，而后持磁铁在近距离指向眼球靠近磁性物此时如有移动现象，则为试验阳性。

（3）有些异物的强回声后方或两侧见强回声斑向外反射，称星状回声。当异物形状规则、表面整齐时，声束垂直入射到反射界面后，会在其后形成一层层距离相等的回声，越往后则回声越弱，直至消失，这种伪影称尾随回声。

（二）眼球壁异物

如异物在视网膜下，异物回声与球壁回声紧贴，其表面有菲薄的、光滑整齐的强回声带，为视网膜回声。若异物镶入巩膜层，由于周围早期就出现出血、水肿，故除见异物回声与球壁回声紧贴外，尚见异物回声周围有低回声区环绕。眼球壁异物的后运动试验通常呈阴性。

（三）眶内异物

因为眼眶内有神经、血管、肌肉及脂肪等组织，所以异物回声显示不如玻璃体内。随着仪器的不断更新进步，高分辨率的探头在这方面的应用会越来越多，对眶内异物的诊断水平会不断提高。

二、前房积血

见于眼球钝挫伤、眼前节手术或肿瘤性病变等，前者多见。临床表现与出血量关系密切，小量出血患者多无明显症状，积血量大时可遮盖瞳孔，导致视力下降或丧失。前房积血多在1周内吸收，形成血凝块者需要更长时间。UBM不仅可以观察前房积血及吸收状况，还能查找伴同的眼外伤情况，如引起出血的虹膜断裂、睫状体分离、房角后退等情况。前房积血主要表现：①少量出血前房内可仅见数个漂浮的点状回声；②中量出血多形成带状液平面，悬浮于房水中段，光点充满前房角；③多量出血前房内充满均匀的中强点状回声。

三、虹膜根部离断

是指虹膜根部与睫状体连接处分离。正常虹膜厚薄不一，根部最薄，眼球顿挫伤时虹膜根部断裂比较多见。虹膜离断轻者可休息观察，重者可做虹膜缝合。

UBM可观察到虹膜根部连续性中断，与睫状体分离，呈无回声暗区。离断的虹膜可保持在原位，亦可移位远离睫状体及晶状体表面，甚至贴附于角膜后壁。

四、房角后退

是以睫状体损伤为主的房角器质性改变，因虹膜根部和睫状体内侧环形肌撕裂向后移位导致房角加宽变形，是眼钝挫伤常见的并发症，文献报道其发病率达45%～94%，房角后退引起继发性青光眼占7%。既往诊断房角后退的唯一方法是前房角镜检查，而UBM不受屈光介质影响，可以精确地测量房角后退的程度，在角膜混浊及前房积血的情况下尤为适用。UBM主要表现为：睫状肌内部出现裂隙状无回声区，较严重者睫状体底部与巩膜突完全分离，巩膜突暴露，小梁虹膜夹角增大，房角后退呈圆钝状。

五、睫状体脱离

正常睫状体后连脉络膜，与巩膜之间仅为疏松连接，在解剖上存在着脱离的潜在因素。临床上常因外伤或手术的冲击，导致睫状体与巩膜附着处分离，房水自分离处进入睫状体-脉络膜上腔，导致持续性低眼压。如不及时治疗，可对患者视功能造成严重损害。UBM 主要表现如下。

（1）所有睫状体脱离患者均表现为 360° 全周脱离，而非某一象限的脱离。这是由于睫状体上腔内无瓣膜，一旦有液体存留即可遍布整个睫状体上腔。

（2）巩膜与睫状体-脉络膜间存在无回声区，部分病例可扫查到虹膜、睫状体与巩膜突完全脱离，前房与睫状体上腔之间形成完全沟通的瘘口。

（3）前房不同程度变浅。

六、巩膜裂伤

为外力或锐器刺破巩膜所致。常导致葡萄膜、晶状体、玻璃体损伤，亦可致眼内组织脱出，最终眼球萎缩。因此早期明确地诊断对挽救患者的视功能有极大的帮助。

声像图：巩膜连续性带状强回声消失，代之以不规则无回声区，延续至眶内软组织，部分病例伴有玻璃体积血、视网膜、脉络膜脱离。

第三章　乳腺疾病的超声检查

第一节　乳腺解剖概要

女性乳腺位于第 2～6 肋间浅筋膜的浅深两层之间，自胸骨旁线向外可达腋中线，贴附于胸大肌和部分前锯肌表面。乳腺组织由 15～20 个腺叶构成，每个腺叶又可分为若干小叶，每一腺叶发出一输乳管，末端开口于乳头。乳腺腺叶与输乳管都以乳头为中心，呈放射状排列，脂肪与结缔组织充填于乳腺腺叶、输乳管之间。乳腺由浅至深依次为：皮肤、皮下脂肪、浅筋膜浅层、腺体层、浅筋膜深层、胸大肌、肋骨。乳腺腺叶间结缔组织中有许多与皮肤垂直的纤维束，一端连于皮肤和浅筋膜浅层，一端连于浅筋膜深层，称乳腺悬韧带或库柏韧带。

乳腺由主质和间质共同构成。主质包括乳腺导管系统和小叶；间质由脂肪、纤维结缔组织、血管、淋巴管、神经等构成。乳腺小叶是构成乳腺的基本单位，由小叶内末梢导管、腺泡和小叶内间质组成。由末梢导管和小叶共同构成末梢导管小叶单位，是各种乳腺增生性病变及乳腺癌的主要发生部位。

乳腺结构随着年龄、激素水平、生理情况变化而有所不同，在妊娠、哺乳期时乳腺小叶和导管高度增殖，而在绝经后腺体组织逐渐萎缩，代之以结缔组织。

第二节　探测方法及正常声像图

一、检查前准备

无特殊准备。

二、体位

一般取仰卧位，双手上举至头上，充分暴露乳腺及腋窝等部位。检查乳腺外侧象限时，可调整为面向对侧的半侧卧位；检查乳腺下部时若乳腺较大，需用手向上托起腺体。

三、探头频率

选用 7.5～12 MHz 的高频线阵探头。

四、扫查方法

由于乳腺腺体范围较大，每位检查者应按固定程序进行扫查以免遗漏。一般先右后左，对于每一侧乳腺，有以下两种方法：①按顺时针或逆时针顺序，以乳头为中心向外做辐射状扫查；②按先横切后纵切的顺序，从上到下、从左到右逐一切面扫查。无论采用何种扫查方法，内侧必须扫查至出现胸骨声影，外侧必须扫查至腋前线，乳腺结构完全消失，上界和下界也须至乳腺结构完全消失，每次扫查范围应有重叠，不留空隙。最后还应探查双侧腋窝处是否有副乳组织及淋巴结。

超声标准断面及测量：经乳腺腺体最厚处的纵、横断面，通常于乳腺外上象限处取得。在此断面上测量乳腺最大前后径即厚度；乳头下方主导管长轴断面，测量乳头下方主导管宽度。

如果超声检查发现了乳腺病灶，应对其位置进行准确、标准的描述，描述内容包括：左侧/右侧；以时钟方向显示肿块所在方向；肿块距乳头的距离。例如：右乳，外上象限10点钟，距乳头3 cm处。

超声检查注意事项：探查乳腺时探头应轻放于皮肤上，不宜加压，以免改变肿块形态、位置等，特别是探查肿块内血流时，加压会使小血管不显示。探查乳腺腺体组织的同时，应观察前后筋膜层、库柏韧带等的形态，注意是否有病变。

五、正常乳腺图像及正常值

正常乳腺由浅至深：皮肤呈一增强光滑的弧形光带，正常厚度<2 mm。皮下脂肪层位于皮肤与乳腺腺体层之间，脂肪小叶为低回声，浅筋膜为薄而细的光带，插进脂肪组织及乳腺组织内。库柏韧带在皮下脂肪层中显示最清晰，表现为中等回声的条索状结构与皮肤相连。乳腺腺体层，在皮下脂肪层下方，回声比皮下脂肪层强，声像图表现因其内分布的乳腺小叶和导管，以及脂肪、纤维组织的量不同而变化。乳腺小叶和导管呈低回声，乳腺导管从乳晕呈放射状进入腺体层，宽度一般<3 mm，哺乳期增宽。乳腺腺体后脂肪层通常比皮下脂肪层薄，浅筋膜深层位于其间呈带状回声，该层后方为胸大肌。部分腺体后脂肪突入腺体层内，会造成类似肿块的假象，应仔细加以鉴别。

在皮下脂肪层内常可见乳腺血管与库柏韧带的走行方向平行。在乳头附近的血流信号最丰富。

乳腺的大小差异较大，尚无统一的正常值标准。在超声检查时应根据被检查者的年龄、所处的生理期（如青春期、性成熟期、妊娠期、哺乳期及绝经期）加以判断。同时应双侧对比，以判断是否有异常。

第三节　乳腺增生症

乳腺增生症是最常见的乳腺疾患，好发年龄为 30～50 岁。本病的发生与内分泌紊乱，尤其是雌激素增高有关。临床症状表现为双侧乳腺周期性胀痛，月经前 3～4 日疼痛加剧，月经来潮后症状减轻。乳腺组织内可触及多个大小不等的质韧结节，呈圆形或条索状。

一、病理概要

乳腺增生症是一组乳腺主质和间质不同程度增生的病变，表现为乳腺小导管增生、扩张形成囊腔，导管及腺泡周围纤维组织增生。

二、超声表现

（1）乳腺腺体结构紊乱，低回声的小叶结构增大。

（2）乳腺腺体内可见多个大小不等无回声区，边界清，后方回声增强。

（3）乳腺腺体内可见大小不等的中等回声或低回声实性结节，圆形或椭圆形，边界清，呈瘤样改变，彩色多普勒检查常无血流信号。

三、鉴别诊断

乳腺瘤样增生，需与乳腺癌、乳腺纤维腺瘤相鉴别。鉴别困难时，应定期随访或超声引导下穿刺活检。

第四节 乳腺炎

乳腺炎多发生于哺乳期妇女，尤其是初产妇女近年来非哺乳期乳腺炎发生率增高，可见于其他各年龄层妇女。临床表现有不同程度发热、患处乳腺红肿、疼痛、乳腺肿块及患侧腋下淋巴结肿大。

一、病理概要

细菌通过伤口或乳头裂缝进入乳腺导管，乳腺导管阻塞是一个主要的易感因素，若治疗不当，可形成慢性乳腺炎。

二、超声表现

（1）乳腺炎初期，受累局部出现界限不清的强弱不等回声，病变与周围正常组织无明显分界。

（2）脓肿形成早期，液化不完全，肿块呈囊实性，壁厚，不规则，内部透声差，见细密点状回声。探头加压可见脓液流动。脓肿完全液化后，内部为无回声，边界相对清晰。

（3）病变所在处的皮肤增厚、水肿。

（4）炎症期彩色多普勒超声可见脓肿周边、脓肿内未完全液化的部分有较丰富的血流信号，血流速度增快。

三、鉴别诊断

乳腺炎不同阶段声像图表现可与乳腺血肿、乳腺囊肿、乳腺癌等类似。乳腺炎有红肿热痛感染症状，乳腺血肿常有外伤或假体植入手术史。乳腺囊肿边界光滑整齐，壁薄，液性暗区透声好，而乳腺炎脓肿形成时脓肿边界不清，壁厚，液性暗区透声差。乳腺炎反复发作病程迁延伴病灶纤维化时声像图回声杂乱，与乳腺癌表现相似，鉴别困难时需要穿刺活检明确诊断。

第五节　乳腺肿瘤

一、乳腺纤维腺瘤

纤维腺瘤是最常见的乳腺良性肿瘤，发生与雌激素刺激有关，常见于生育年龄的妇女。通常表现为无痛、实性、边界清楚的结节，光滑，活动度好，与皮肤无粘连，部分呈多发。

（一）病理概要

肿瘤呈实性，可呈分叶状，有完整包膜，由增生的结缔组织及导管和腺泡构成。腺体成分较多者，质地软，呈浅红色；纤维成分较多者，质地硬。病程长的纤维腺瘤可发生玻璃样变、黏液变性和钙化。

（二）超声表现

（1）肿块呈圆形、椭圆形或分叶状。

（2）边界清晰，包膜完整，有侧方声影，可后壁回声增强。

（3）内部回声均匀，与乳腺实质相比为低回声，后方无衰减。

（4）与周围组织无粘连，加压时，可被轻度压缩。较小的纤维腺瘤往往无彩色血流信号，较大的肿瘤周边及内部可见彩色血流信号，内部甚至可出现较丰富血流信号。

（三）鉴别诊断

多数纤维腺瘤有典型的超声声像图表现，结合患者年龄，可明确做出诊断。

但是部分纤维腺瘤由于组织构成不同，声像图表现可出现变性和钙化，此时需与乳腺癌鉴别。乳腺癌多呈浸润性生长，形态不规则，无包膜，边缘呈毛刺状，肿块纵径大于横径，团块内常出现微钙化灶堆积，团块后方伴声衰减。

二、乳腺导管内乳头状瘤

乳腺导管内乳头状瘤可分为位于乳晕区的中央型（大导管）乳头状瘤及起源于末梢导管小叶单位的外周型乳头状瘤。中央型乳头状瘤可发生于任何年龄，但大多见于40～50岁，单侧乳头溢液，特别是血性溢液是最常见的临床症状，少数病例可在乳晕区触及肿块。外周型乳头状瘤常无明显的临床症状。

（一）病理概要

基本病理改变是导管上皮和间质增生，形成有纤维脉管束的乳头状结构。

（二）超声表现

（1）典型的表现为病变导管囊状扩张呈无回声，内可见乳头状低回声或中等回声实性小结节。

（2）部分导管内乳头状瘤声像图表现与乳腺其他良性肿瘤相同，表现为腺体组织内低回声的实性结节，尤其是外周型导管内乳头状瘤。彩色多普勒超声在部分导管内乳头状瘤中，可见较丰富血流信号，部分导管内乳头状瘤彩色多普勒血流成像无特异性。

（三）鉴别诊断

导管内乳头状瘤应与乳腺增生症相鉴别，后者也可见导管扩张，但通常导管内无乳头状实性回声。导管内乳头状瘤与导管内乳头状癌临床上都常出现血性溢液，超声图像难以鉴别时可行纤维乳管镜活检确诊。

三、乳腺癌

乳腺癌已成为我国妇女发病率最高的恶性肿瘤。乳腺癌早期无症状，常为偶然触及，表现为一侧乳房无痛性肿块，质硬，以后随着肿块增大侵及筋膜、库柏韧带及堵塞淋巴管，肿块处皮肤凹陷，乳头下陷并出现橘皮样改变。乳腺癌和乳腺良性病变的发病率在不同年龄组的分布有差异，良性病变常见于年轻女性，恶性病变多见于老年妇女。

（一）病理概要

起源于乳腺上皮的恶性肿瘤，最常见的是起源于末梢导管-小叶单位的上皮细胞。

（二）超声表现

1. 肿块形态不规则

形态不规则是乳腺癌最为常见的表现，是诊断乳腺癌敏感性最高的超声征象。

2. 边界不清与毛刺状边缘

肿块周围形成薄厚不均的强回声晕或边缘呈毛刺状，强回声晕及周边毛刺征是乳腺癌向周围组织浸润生长的典型特征。

3. 肿块纵横比>1

指肿块生长不平行或垂直于乳腺腺体轴向，即高大于宽。该征象尤其常见于小乳腺癌。

4. 肿块内部回声

与乳腺腺体、脂肪组织相比，多呈明显的低回声，病灶后方常见回声衰减。

小乳腺癌常呈均匀低回声，而较大癌肿可能因内部出血、坏死而出现囊性成分。

5. 微小钙化

肿块内部常伴有微小钙化，多为簇状分布，是在组织坏死的基础上产生的钙盐沉积。

6. 间接征象

包括库柏韧带连续性中断、皮肤水肿增厚和腋窝淋巴结肿大形态失常。

7. 彩色多普勒

乳腺癌常表现为血流信号丰富，肿瘤越大、分化越差，血流越丰富。乳腺癌频谱多普勒常表现为高速、高阻的频谱特点，肿瘤中心与周围部位的频谱形态有差异。但是，良恶性病变在动脉频谱峰值流速、阻力指数、搏动指数等方面有一定程度的重叠，仅凭频谱多普勒结果难以鉴别良恶性。

（三）鉴别诊断

首先，要注意患者的年龄、症状和体征，考虑不同年龄的患者发生乳腺癌的危险性。乳腺肿块的超声声像图鉴别诊断，应该从肿块的形态、边界、边缘、内部回声、是否伴有钙化等方面仔细分析，寻找病变有无恶性征象；如果病变没有任何的恶性征象，同时病变的形态为圆形或椭圆形，边界清晰或有完整的包膜，则考虑病变为良性可能性大，可随访。值得注意的是，乳腺良、恶性肿瘤超声声像图表现有重叠，乳腺癌的诊断不能单凭其中任何一种征象，必须综合考虑。

近年来超声检查技术有了较大的发展，三维超声影像技术逐渐成熟，可获得二维超声难以获得的乳腺冠状面图像，从而更好地观察肿瘤的边界、浸润及整个瘤体的血管分布情况，提供更多的诊断信息。超声弹性成像技术发展迅速，为判断乳腺病灶的硬度及性质提供了一种新的有价值的方法，具有较好的临床应用前景。

第四章 胸腔疾病的超声检查

第一节 解剖概要

胸壁软组织包括皮肤、皮下组织、筋膜、肌肉等。前胸壁肌群包括胸上肢肌（胸大肌、胸小肌、锁骨下肌、前锯肌等）和胸固有肌（肋间外肌、肋间内肌、胸横肌等），后胸壁肌群包括背浅肌群（斜方肌、背阔肌、菱形肌等）和背深肌群（长肌群、短肌群等）。胸廓由胸椎、胸骨、肋骨及肋间组织组成。

胸膜为中胚层原的浆膜，单层间皮细胞覆盖于结缔组织上，分脏层和壁层。脏层包裹肺叶并深入叶间裂，壁层覆盖胸廓内面、膈和纵隔，在肺门处与脏层胸膜相连。两层之间的潜在腔隙为胸膜腔，其内含有微量浆液在呼吸时起润滑作用，总量为 0.1～0.2 mL/kg，厚约 10 μm。壁胸膜与膈胸膜交界处形成一个锐角，称为肋膈角，后侧肋膈角是胸膜腔最低的部位，少量积液常积聚于此处。

肺为不规则半圆锥体，上为肺尖，突出于胸廓上口，底向下，依附于膈肌。左肺由斜裂将其分为上、下两叶，右肺由斜裂将其分为上、下两叶，并以横裂将中叶与上叶分开。平静呼吸时两肺最下缘达第 7（锁骨中线）、8（腋中线）、10（肩胛线）肋间。

纵隔位于左右侧胸膜腔之间，上界为胸廓上口（相当于第一胸椎及胸骨柄上缘），下界为膈肌，前为胸骨，后为胸椎。临床上，以胸骨柄下缘与第四胸椎下缘之间的连线水平或以主动脉弓为界，将纵隔分为上、下两部。上纵隔又以气管前壁为界，分为前后两部；下纵隔以心包为界，分为前、中、后纵隔。纵隔内有心脏、大血管、气管、支气管、食管、胸腺、交感神经、迷走神经、喉返神经、膈神经、胸导管、淋巴组织等。

第二节 探测方法及正常图像

一、仪器

纵隔、肺部疾病多用小凸阵探头、相控阵探头或扇形探头，频率2.5～3.5 MHz。胸膜疾病多用线阵探头，频率5.0～7.5 MHz或凸阵探头，频率3.5 MHz。经食管超声和超声内镜探头，频率5.0～7.5 MHz。

二、检查前准备

不需做特殊准备，但建议携带X线或CT检查报告，以便参考。经食管超声或超声内镜检查时应禁食12 h、禁水8 h。检查前2%的利多卡因10 mL含服局部麻醉，不合作者请麻醉科医师实施快速、短时效的静脉麻醉。

三、体位

（一）仰卧位

适用于检查前胸壁、肺尖、肺底、前纵隔病变等。

（二）健侧卧位

适用于检查患侧肋膈角病变、中央型肺癌、肺外侧段病变、胸壁病变、包裹性胸腔积液等。

（三）半坐卧位

适用于检查纵隔病变、重症患者的胸腔积液定位。

（四）坐立位

适用于检查肺背段病变、胸腔积液定位、定量等。

（五）俯卧位

适用于检查肺背段病变、后纵隔病变。

四、探测途径和方法

（一）经前、后胸壁扫查

沿前、后肋间隙自内向外、自上而下平行扫查及纵切扫查适用于确定病变范围、病变部位；确定胸腔积液量。

（二）经锁骨上窝扫查

探头置于锁骨上，向下扇形扫查，适用于肺尖病变的检查。

（三）经胸骨上窝及胸骨旁扫查

探头置于胸骨上窝向下做扇形扫查，置于胸骨旁两侧肋间做纵、横扫查或指向胸骨后方做扇形扫查，适用于纵隔病变的检查。

（四）经肋缘下扫查

探头置于肋缘下指向膈顶部做扇形扫查，适用于检查肺底病变。

（五）经剑突下扫查

探头置于剑突下朝上做扇形扫查，适用于中、下纵隔病变的检查。

（六）经脊椎旁扫查

探头置于后肋间隙做纵、横扫查，适用于后纵隔病变的检查。

（七）经食管超声或超声内镜检查

探头置于食管内，适用于纵隔病变，尤其是食管周围中、后纵隔病变的检查。可显示肿瘤的发生部位、形态、大小，与周围器官的位置关系和浸润状况。但对前纵隔病变显示不理想。

五、注意事项

（1）检查时嘱患者双上肢置于头侧，使肩胛骨外展、肋间隙增宽，以便扫查。

（2）检查时宜采用多种途径、多种探头结合扫查，如前上纵隔病变可用低频相控阵探头经肋间扫查与高频线阵经胸骨上窝扫查结合，胸膜病变可用高频线阵与低频凸阵结合扫查等，即可观察肿块全貌，又可详细观察内部回声及血供情况。

（3）观察肿块活动度和肺部肿块有无胸膜浸润时嘱患者深呼吸。

（4）观察病变内光点有无流动时嘱患者转动体位，重症者由检查者轻轻摇晃患者，或用探头振动胸壁。

六、正常声像图

(一) 胸壁

1. 沿肋间平行扫查

由浅至深为：皮肤呈线状高回声光带，皮下脂肪为不均匀弱回声，肌层呈不均匀的低回声，内见散在光点回声，壁层胸膜呈光滑的线状高回声。

2. 沿胸壁纵切扫查

由浅至深依次为：皮肤及皮下组织高回声、皮下脂肪弱回声胸壁肌层低回声、肋骨外板的弧形强回声伴相应宽度的声影与肋间肌层低回声带、壁层胸膜。胸壁厚度因人而异，为 1.5～2.5 cm。

(二) 胸膜腔

胸膜腔于壁层胸膜与脏层胸膜之间，正常脏层胸膜紧贴肺表面难以显示，呼吸时壁层胸膜与脏层胸膜呈相对运动，两者间的线状无回声即胸膜腔。正常胸膜腔积液 1～5 mL，超声一般无法显示。

(三) 肺

肺为胸膜腔后方的片状强烈回声，随呼吸上下移动，由浅至深递次衰减，或出现等距离横条状高回声（多次反射）。

(四) 纵隔

正常胸腺分左右两叶，呈箭头状低回声。婴幼儿期常可于胸骨两侧显示境界清楚、前后扁平、侧缘外凸、有包膜的均匀性低回声，厚度超过 1cm。成年人随着年龄增长，胸腺体积缩小并逐渐被脂肪替代，仅在脂肪中存在岛屿状腺组织，完全为胸骨遮挡，难以显示。绝大多数超过 40 岁的人胸腺大部分或全部被脂肪替代。用心脏探头于胸骨上窝冠状及矢状扫查，或于胸骨旁两侧第 2～3 肋间扫查，除显示心脏、大血管及均匀的高回声脂肪组织与结缔组织外，无其他回声结构。如果有胸腺组织残留，则表现为短轴小于 7 mm 的长条形或卵圆形低回声，但绝不会大于 7 mm。上述结构以外的其他回声应视为异常。

第三节　胸壁胸膜疾病

一、胸壁炎症和脓肿

（一）病理概要

脓肿是急性炎症过程中在组织、器官或体腔内出现的局限性脓液积聚，四周有一完整的腔壁。脓肿可原发于急性化脓性感染的后期，如损伤后感染、急性蜂窝织炎、急性淋巴结炎、痈等，或由远处原发感染经血流、淋巴管播散而来。

浅表脓肿略高于体表，有红、肿、热、痛和波动感。波动程度与脓肿大小、位置深浅、腔壁厚薄有关。脓肿小、位置深、腔壁厚时，波动感一般不明显。浅表脓肿多数能向体表穿破而逐渐愈合，若向深部发展，可压迫或穿入邻近器官，引起并发症和功能障碍，全身中毒症状也较明显，白细胞增多。

（二）二维超声表现

声像图表现取决于感染的类型和脓肿形成的阶段。一般呈类圆形、不规则形低回声，边界清晰（厚壁形成时）或不清晰，无包膜，光点分布不均，由外向内为边缘模糊的低回声（炎性细胞浸润）、厚薄不均的等回声或稍高回声（腔壁）、边缘模糊参差不齐的无回声（液化区），后方回声无增强。探头加压时压痛明显。脓肿可突向肝脏，使肝被膜受压下陷，并与其粘连，深呼吸时肝活动度小。有时可见有脓肿区通向体表的低回声窦道。含气脓肿可见强烈声反射充填脓腔，不能显示脓液无回声。皮下蜂窝织炎与深部肌肉炎症和脓肿的不同点在于前者为皮肤、皮下脂肪肿胀，回声变低，无明显边界，从水肿区逐渐向正常组织移行，其深度不超过筋膜。

（三）彩色多普勒表现

可见丰富的低速低阻的动静脉血流。

（四）鉴别诊断

1. 胸壁结核

多有结核病史，红、肿、热、痛不明显，病变多呈哑铃形，可伴有肋骨破坏。

2. 有继发感染的动脉瘤

后者有膨胀性搏动，有时可闻及血管收缩期杂音；如阻断近侧动脉，肿块可缩小，搏动和杂音均消失。

二、胸壁结核

（一）病理概要

多见于青少年，亦可见于年老体弱的患者，是一种比较常见的胸壁疾病。往往继发于肺、胸膜或纵隔的结核病变，肋骨、肋软骨和胸骨等骨骼和胸壁软组织均可罹患。结核可通过 3 个途径侵入胸壁组织：①结核菌从肺、胸膜原发结核病灶经淋巴管道感染肋间淋巴结，以胸骨旁和脊柱旁多见。②慢性结核性脓胸直接穿透肋间隙向胸壁破溃形成慢性窦道。③经血行感染肋骨或胸骨引起结核性骨髓炎再侵入胸壁软组织。该途径甚为少见。淋巴结受感染后发生组织坏死、液化，形成无红、肿、热、痛的冷脓肿，脓肿可穿透肋间肌突出于前胸壁，可因肋骨、胸骨感染引起骨质破坏，可穿破皮肤形成经久不愈的溃疡或窦道。窦道还可曲折通向胸壁深部病灶。

患者一般无明显的全身性症状，但如伴其他部位的活动性病变则可出现乏力、低热、盗汗、消瘦等结核中毒症状。局部表现主要为皮下隆起，按之有波动感并可伴有轻微疼痛，但表面皮肤不发红、不发热，无急性炎症征象。

（二）二维超声表现

病程不同其病变形态、回声表现各异。多见于前胸壁、胸骨旁，呈不规则形或"哑铃状"低回声，前后"铃"分别位于肋骨前后，多呈扁圆形，或不规则形，中间有狭窄暗带相连（肋骨之间），无包膜，周边回声呈虫蚀状。可向皮肤形成低或无回声不规则窦道或向胸膜腔破溃。有死骨形成时，脓肿中可见不规则点状、片状强回声伴声影，伴肋骨破坏时，肋骨外板弧形高回声带不连续或呈大小不等的斑点状强回声伴弱声影。

（三）鉴别诊断

1. 肋骨或胸骨化脓性骨髓炎

本病也常伴有骨板回声异常，但临床常有败血症或胸部创伤病史，起病急，全身及局部急性化脓性炎变症状明显。

2. 胸壁良性肿瘤

一般生长缓慢，无炎症征象，肿块大多数质地较坚硬，无波动感，多呈低回声或等回声。少见的胸壁血管瘤可有波动感。

3. 胸壁放线菌病

起病缓慢，病期较长，常伴有病灶区纤维组织增生和窦道形成。

（四）注意事项

B 超引导下穿刺时应选在脓肿的上部进针，避免垂直刺入导致瘘管形成。

三、胸壁肿瘤

胸壁肿瘤包括骨骼及软组织肿瘤，又分原发性和继发性。原发性胸壁肿瘤并不常见，主要来源于软组织，恶性肿瘤发病率较高，占 50%～80%，其中，以纤维肉瘤、软骨肉瘤、横纹肌肉瘤最常见。原发性良性肿瘤中，以软骨性肿瘤（骨软骨瘤和软骨瘤）、纤维瘤、脂肪瘤最常见，少见的有神经鞘瘤等。良性肿瘤发病的平均年龄为 26 岁，恶性肿瘤发病的平均年龄为 40 岁，除硬纤维瘤外，男女患者的比例约为 2：1。

（一）良性纤维组织肿瘤及瘤样病变

1. 病理概要

此类疾病分型复杂，按照国内病理分型，可分为结节性筋膜炎、纤维瘤、弹力纤维瘤等多种类型。结节性筋膜炎是软组织中最常见的纤维增生性瘤样病变，多见于胸壁和背部，发生于皮下浅筋膜层者称皮下型，多在 2～3 cm，呈圆形、卵圆形，境界清。侵及肌肉者称肌肉型，较大，呈卵圆形。沿皮下脂肪小叶及筋膜生长的称筋膜型，界限不清，20～40 岁多见。纤维瘤又可分为硬纤维瘤和软纤维瘤两种。真正的具有包膜的纤维瘤很少见，多位于皮下，体积一般较小，平均直径 2～3 cm，圆形或卵圆形，由成纤维细胞、纤维细胞、胶原纤维组成。弹性纤维瘤含大量的弹性纤维，最常发生于肩胛下区，几乎不发生在 40 岁以下。女多于男。球形，边界不清。

2. 二维超声表现

肿瘤多在 2～3 cm，呈圆形、卵圆形，多数边界清晰，也可不清晰，多无包膜。内部呈低回声，光点分布均匀，后方回声无衰减。

3. 彩色多普勒表现

小结节内难以探及血流，大肿块内可见动静脉血流。

4. 鉴别诊断

需与纤维肉瘤鉴别：后者体积较大，边界清晰，有包膜样回声，内部呈均匀性弱回声，后方回声略增强。

(二) 脂肪瘤

1. 病理概要

本瘤可发生于身体任何部位，多见于肩、背、肩胛和臀部。发生于胸壁者多位于壁层胸膜外，部分患者胸内、胸外同时发生，由 2 条肋骨间的峡部连在一起。大部分为单发，少数可多发。肿瘤大小不等，多数在 3～6 cm，有包膜。

2. 二维超声表

现肿瘤多位于壁层胸膜外，呈扁平型，长径与前后径之比大于2。胸内、胸外同时发生者呈哑铃状，胸外部分位于皮下组织层，胸内部分紧贴内壁并突向肺内，边界清楚（约60%）或不清楚（约40%），可有较完整的薄包膜，内部回声变化很大，可呈低回声等回声或高回声。大部分回声较均匀，越纯的脂肪回声越低，越均匀；结缔组织越多，回声越强。内部回声不均匀者可见点、线状高回声，后方回声无变化。位于皮下者加压时肿瘤可变扁。胸膜回声无异常。

3. 彩色多普勒表现

多数学者认为不能在脂肪瘤内检出血流。

（三）软骨肉瘤

1. 病理概要

软骨肉瘤最常见，约占原发性胸壁恶性肿瘤的 50%，占全部胸壁肿瘤的 25%。40～60 岁发病者较多，16 岁以下少见。男多于女。80% 发生在肋骨，20% 发生于胸骨、肩胛骨。肿瘤大多原发于骨的中央，少数发生在骨表面。普通型软骨肉瘤占全部软骨肉瘤的 3/4，表现为骨干肥厚，切面皮质膨胀、变厚。髓腔内结节状玻璃样软骨组织，可见黏液样变、小囊肿形成和灶性钙化。

2. 二维超声表现

肋骨或胸骨骨皮质回声中断，肋骨处或胸骨骨髓腔内见梭形或分叶状肿块，早期呈均匀低回声，发生黏液变性时呈无回声，发生钙化时可见散点状、环行或弓形强回声伴声影。早期胸膜回声完整，胸膜受累后回声中断，并出现胸腔积液。肿块压迫邻近肋骨时，可使之变形。

（四）纤维肉瘤

1. 病理概要

本瘤是软组织中常见的一种巨大且疼痛性的恶性肿瘤，可发生在任何年龄，20～40 岁男性多见。该肿瘤可发生于任何部位，以四肢、躯干最常见。肿瘤多呈圆形或椭圆形，常有假包膜，边界清楚，常有出血、囊性变和坏死。常侵犯肋骨皮质，局部复发率高，有肺转移倾向。

2. 二维超声表现

肿瘤多呈椭圆形，也可呈不规则形。肿块较大，边界清楚，可见包膜样回声，内部呈均匀性弱回声或伴无回声，后方回声稍增强。侵犯肋骨皮质时，使皮质强回声缺损、中断。

3. 彩色多普勒表现

可见较丰富血流。

(五) 横纹肌肉瘤

1. 病理概要

横纹肌肉瘤是罕见的胸壁原发性恶性肿瘤，约占原发性胸壁恶性肿瘤的
4%～26%，起源于未分化的中胚层，细胞密度大。可发生于任何年龄，儿童和
成年人发病率相似，平均年龄 35.2 岁。成人发生部位以四肢最常见，其次是头
颈和躯干部。

2. 二维超声表现

多呈椭圆形，边界回声较清楚光滑，无完整包膜，内部呈不均匀低回声，可
因出血、坏死、变性而出现不规则无回声，后方回声无衰减。

3. 彩色多普勒表现

于肿瘤周边和内部有丰富的动脉供血。

(六) 脂肪肉瘤

1. 病理概要

脂肪肉瘤是软组织常见的恶性肿瘤，在软组织恶性肿瘤中，脂肪肉瘤约占
21%，多见于 40～60 岁，儿童罕见。发生部位以下肢多见，其次为腹膜后，上
肢和躯干及头颈部等处。一般为单发，少数为多发。

2. 二维超声表现

肿块呈椭圆形，边界较清，无完整包膜。分化低或黏液性变者内部可为较均
匀弱回声；肿瘤纤维组织较多时可见不规则较强回声；有坏死、出血时呈不规则
无回声。肿块后方回声不衰减。加压时变形不明显。邻近骨骼的圆形细胞性脂肪

肉瘤，易侵犯骨或发生骨转移。

3. 彩色多普勒表现

肿瘤周边及内部可见血流显示，多形性或圆形细胞脂肪肉瘤血流极为丰富。

（七）胸壁转移瘤

1. 病理概要

胸壁转移瘤多由其他部位的恶性肿瘤如肺癌、乳腺癌、前列腺癌、甲状腺癌、肝癌及恶性胸腺瘤、恶性淋巴瘤经血行转移而来，少数由肺癌、乳腺癌直接侵袭所致。可发生病理性骨折。

2. 二维超声表现

多位于皮下，呈卵圆形，边界清楚、光滑，无完整包膜，内部多呈均匀低回声，可因坏死、液化出现不规则无回声，后方无衰减。肋骨转移时可见骨皮质破坏，肋骨外板回声不连续，呈虫蚀状或散在斑点状，周围为肿瘤低回声。

3. 彩色多普勒表现

部分肿块内可显示血流信号。

四、胸膜良性增厚

（一）病理概要

多由结核性胸膜炎所致，也可由其他细菌、病毒、真菌、寄生虫等感染性胸膜炎或变态反应性胸膜炎如系统性红斑狼疮、类风湿性关节炎引起。胸膜的间皮细胞反应性增生、炎性细胞浸润、纤维素性渗出，并有粘连、机化或肉芽组织增生。常伴有胸腔积液。可分为局限性胸膜增厚和广泛性胸膜增厚。

（二）二维超声表现

于胸壁与肺组织之间见带状、丘状或波浪状回声，强度低于肺组织、高于胸腔积液和肌肉组织，内部回声均匀，壁层胸膜增厚不随呼吸上下移动，脏层胸膜增厚可随呼吸上下移动。厚度多在 1cm 以内，肋膈角处因胸膜反折可超过 1 cm。如为结核所致可见钙化，呈圆形、卵圆形、条状、斑片状高回声伴声影。伴有胸腔积液时显示更清晰。

（三）彩色多普勒表现

通常难以在增厚的胸膜中探及血流信号。

（四）鉴别诊断

需与胸膜增厚型转移瘤鉴别，不伴胸膜内转移结节的恶性胸膜增厚，其声像图与良性增厚无明显差异，良性胸膜增厚多在 1 cm 以内，胸膜厚度超过 1 cm 时，应警惕恶性。主要依靠恶性的胸腔内、外肿瘤病史进行鉴别。此外，钙斑多见于良性病变。确诊主要依赖于胸腔积液细胞学检查和（或）胸膜活检。

五、胸膜腔积液与脓胸

（一）病理概要

常由毛细血管通透性增加（如炎症、结核、肿瘤）、静水压升高（如心力衰竭）、渗透压降低（如低蛋白血症）、胸膜腔负压增加（如肺不张）、淋巴回流减少（如淋巴管或乳糜管阻塞）及外伤、手术等引起。脓胸可为单纯性脓胸或脓气胸。结核性脓胸 90% 源于初次感染的结核灶，10% 是空洞型或干酪型病变的重新活动所致。其他细菌性或混合型脓胸多由胸腔穿刺、胸管引流或支气管胸膜瘘污染了胸膜腔的积液而引起。

胸膜腔积液可分为游离性和局限性（包裹性）两种。包裹性积液可局限于侧胸壁、叶间、纵隔、肺底等处。常为多量积液局限化后形成。

（二）二维超声表现

1. 游离性胸腔积液

少量积液时，仅于肋膈角处见积液暗区。表现为肋膈角处正常肺的多层次反射消失，于肝（或脾）与肺之间见三角形无回声区，上宽下尖，大小可随呼吸变化。

积液增多时，无回声区增大，肺组织由于积液的压力向肺门部退缩。暗区可上达肺尖，下达 11 肋间。

（1）积液量的估计：尚无确切的计算公式，25 mL 胸腔积液即可使侧胸壁与膈肌分离。胸腔积液 10～30 mL 即可被超声探测。直立位 200 mL 积液可于 X 线片见肋膈角变钝，此时超声仅于后侧肋膈角见三角形暗区，称少量积液，积液量多在 500 mL 以下。坐立位积液平面超过肋膈角，达第 6 后肋间时称中量胸腔积液，积液量 500～1500 mL。超过第 6 后肋为大量积液。

（2）积液性质的估计：漏出液暗区内清晰。渗出液的指征有：①暗区内见稀疏弱光点，较浓的血性胸腔积液时（如恶性弥漫型胸膜间皮瘤时）可见密集粗光点；②有分隔伴有胸膜增厚；③伴有肺实质的病变。脓胸时胸腔积液暗区不清晰，内见密集光点，脓液黏稠时可见脓团强回声在脓液中浮动，常伴胸膜增厚。

2. 局限性胸腔积液

局限于胸腔侧壁或后壁时，可于肺和胸壁间见半月形、山丘状、梭形无回声或蜂窝状回声，基底宽，位于胸壁，尖朝肺组织，长轴自上而下，局限于肋膈角时，多为圆形、卵圆形，周边为厚薄不均的壁层和脏层胸膜，内见条索状分隔。

局限于叶间时，肋间斜切可于肺的强回声之间见扁平梭形无回声，长轴左右走向。也可为尖端向内上的三角形无回声区。

肺底局限性积液以右侧多见，积液聚积于肺底与膈肌之间。从肋缘下向上扫查，可于膈肌上方见上下径小、左右径大的星月状无回声。此型积液从肋间扫查有可能漏诊。

（三）彩色多普勒和频谱多普勒表现

暗区内不能探及血流。

（四）鉴别诊断

1. 良性积液与恶性积液鉴别

良性积液时暗区内光点较少而弱，分隔光带纤薄易飘动。恶性积液时暗区内光点较密集、粗大，分隔光带厚薄不均。

2. 叶间积液需与肺肉瘤鉴别

两者均为透声好的暗区，但叶间积液的液性暗区内无血流信号显示，肺肉瘤的均质性暗区内有血流信号显示。

3. 肺底积液需与膈下脓肿鉴别

膈肌强回声与肝实质回声不分离，据此可与膈下脓肿鉴别。

4. 包裹性积液需与胸膜囊肿鉴别

前者无包膜，后者有包膜。

（五）注意事项

（1）个别患者因恶性积液迅速增长，使膈肌反向至肋缘下，凹面朝上，易误诊为右上腹囊性肿块。

（2）包裹性积液部位不定，且位置隐蔽，易漏诊，需逐个肋间由内至外仔细扫查。

（3）气胸气体较多时，呈极强的多次反射，可将液体遮盖。取坐位或转动体位，从肋膈角处或肋缘下向上扫查方可见液体。

（六）与 X 线比较

X 线难以区别广泛肺实变与大量胸腔积液，难以区分漏出液与渗出液，看不到积液内的分隔，因而难以预示胸腔引流的困难性。当大量腹水达膈下时有时难以区分胸腔积液与腹水。在区分胸腔积液与胸膜实质性病变时，单用超声诊断率为92%，单用 X 线片为68%，两者合用诊断率为98%。超声引导下胸膜活检时气胸发生率明显低于 X 线和 CT，准确率与成功率高，堪称价廉物美。

六、胸膜肿瘤

（一）原发性胸膜肿瘤

原发性胸膜肿瘤又可分为良性、恶性两种。原发性胸膜良性肿瘤包括良性间皮瘤、脂肪瘤、内皮瘤、血管瘤和囊肿等，以良性间皮瘤最常见。原发性胸膜恶性肿瘤包括恶性间皮瘤、血管内皮肉瘤、恶性纤维性组织细胞瘤等，以恶性间皮瘤多见。从病因学和治疗学观点出发，将胸膜间皮瘤分为局限型与弥漫型更合理。

1. 局限型胸膜间皮瘤

（1）病理概要：局限型间皮瘤与石棉接触无关。男女发病相同，主要见于60～80岁，分纤维型、上皮细胞型、肉瘤样型、上皮-肉瘤样混合型等多种类型。良性局限型间皮瘤最大径多小于 10 cm，不发生囊性变。多发生于脏层，也可发生于壁层，30%～50%有蒂。生长缓慢，很少有症状。恶性局限型间皮瘤约占局限型间皮瘤的 30%，多发生于壁胸膜、纵隔胸膜或膈胸膜。多为单发，无蒂，体积大于良性局限型间皮瘤。症状较轻微，肺性骨关节病（杵状指）是间皮瘤的常见体征，但仅见于 3%～31%的患者。常伴有少量至中量胸腔积液。

（2）二维超声表现：来自脏层胸膜者于胸膜腔内见圆形或类圆形肿块；来自壁层胸膜者于胸壁与肺之间见梭形肿块，肿块与胸壁的夹角为钝角；来自膈胸膜者于膈胸膜上见乳头状肿块。肿块多呈中等至较强回声，实质性。良性者最大径一般小于 10 cm，偶可充满整个胸腔，有完整、清楚的包膜，较少伴胸腔积液。恶性者最大径半数以上超过 10 cm，包膜可不完整，可出现坏死、出血的无回声区，可伴少量至中量胸腔积液。纤维型内部回声均匀，上皮细胞型回声分布均匀或不均匀，肉瘤样型内部可见低回声和无回声，暗区内可见条索状、放射状分隔。后方回声衰减的有无与瘤体–肺野接触面大小有关。带蒂肿块可随呼吸或体位改变而出现顺时针或逆时针摆动。

（3）彩色多普勒表现：难以显示彩色血流，或仅于边缘部见点状、短棒状动静脉血流。

（4）鉴别诊断：

①与周围型肺癌鉴别。肺癌直径较小，无包膜，内部回声低，可随呼吸上下移动而无摆动，肿块与胸壁的夹角成锐角。

②与肺炎性假瘤鉴别。炎性假瘤无包膜，内部回声低，可随呼吸上下移动而无摆动，肿块与胸壁的夹角成锐角。

③与胸膜囊肿鉴别。通常起源于心包胸膜角，单房。当囊肿内充满细胞碎屑时易误诊为实质性，肿块内若能找到血流，则更支持实质性肿块的诊断。

④与包裹性胸腔积液鉴别。肉瘤样型间皮瘤于暗区内可见放射状分隔，易与之混淆。

2. 弥漫型胸膜间皮瘤

（1）病理概要：弥漫型胸膜间皮瘤是一种恶性肿瘤。本病与石棉接触有关，闪岩类纤维特别是青石棉与恶性胸膜间皮瘤密切相关。本病男性多于女性，高发期在60～69岁年龄段。组织学分上皮型、混合型、纤维肉瘤型、腺管乳头型、未分化多角细胞型等，壁层胸膜多见，常为多发。常伴剧烈胸痛和生长迅速的大量血性胸腔积液。恶性程度高，大部分在发病一年内死亡。

（2）二维超声表现：声像图可有3种表现类型。

①胸膜增厚型。胸膜可达数毫米至2 cm，呈均匀的低回声。

②多发性结节型。在胸膜增厚的基础上出现多个结节，小者呈乳头状结节，大者呈山丘状、驼峰形肿块，肿块表面距胸壁的最大径一般为数毫米至5 cm，基底宽，呈低至中等回声，光点细，分布尚均匀。结节表面线状强回声与增厚的壁层胸膜相延续。

③"水草样"型。胸腔积液暗区内出现放射状或轮辐状的、厚薄不均的带状强回声分隔。

弥漫型常伴有迅速增长的大量血性胸腔积液，其内见密集粗光点，可随体位改变滚动，不伴粘连带。积液有时可达肋缘下，可使膈肌反向成凹面向上，易误诊为上腹部囊肿。

（3）彩色多普勒表现：肿块内难以显示彩色血流。

（4）鉴别诊断：

①与胸膜转移癌鉴别，后者常有明确的全身其他器官原发肿瘤史，结节回声低、短期内生长较快。

②与结核性胸膜炎鉴别，后者仅有胸膜增厚而较少伴有结节样病变，胸腔积液内纤维分隔多而光点较少。全身中毒症状和PPD阳性有助于鉴别诊断。

（5）注意事项：

①本病临床上最易误诊为结核性胸膜炎，未见胸膜结节的胸腔积液患者经正规抗结核治疗后无效时应警惕本病。

②注意扫查肋骨，因尸检更常见肋骨破坏。

（二）继发性胸膜肿瘤（胸膜转移瘤）

1. 病理概要

转移到胸膜的原发肿瘤可来自全身各器官的肿瘤及淋巴瘤、黑色素瘤等，以肺癌、乳腺癌、淋巴瘤、胃肠道肿瘤较常见。常伴发胸腔积液。

2. 二维超声表现

图像各异，大致可分为以下4型。

（1）胸膜增厚型：见于壁胸膜和膈胸膜。受累胸膜规则或不规则增厚，厚度多>1 cm，呈片状或波浪状，内部回声中等均匀。

（2）结节型：多见于膈胸膜和壁胸膜转移。膈胸膜转移时在胸膜腔的无回声区内可见自胸膜向胸膜腔内突起的结节状或乳头状中至高回声，直径1～3 cm，边界清晰规整，内部回声均匀，单个或多个，基底较宽，也可有蒂。壁胸膜转移时于增厚的胸膜内见结节状低回声，直径1～2 cm，内部光点分布均匀。脏层胸膜转移表现为肺强回声光带连续性中断，该处见弱或低回声结节凸向肺内，后方伴"彗星尾征"。霍奇金病胸膜转移时，可于增厚的胸膜内见卵圆形低回声，光点分布均匀。

（3）块状型：胸膜呈块状增厚，直径>3 cm，肿块与胸膜成钝角。部分因肿块巨大难以显示边界，内部呈中至低回声，可有小范围不规则暗区。

（4）肺癌直接侵犯诊断标准：①胸膜破坏，胸膜线状高回声中断；②肿瘤低回声穿过胸壁；③呼吸时肺肿瘤固定不动。超声诊断肺癌侵犯胸壁的敏感性100%，可信区间为82%～100%，特异性98%；可信区间为92%～99%，准确性为98%。

以上各型均常伴有中等至大量胸腔积液，可为双侧或单侧。

3. 彩色多普勒表现

胸膜块状型转移肿块内有时见点状彩色血流。

4. 鉴别诊断

胸膜增厚型需与良性胸膜增厚鉴别，恶性胸膜增厚多>1 cm。病史、PPD 等有助于鉴别诊断，胸腔积液细胞学或胸膜活检是鉴别诊断最可靠的方法。

5. 注意事项

（1）应逐个肋间扫查，以免漏掉小病变。还应向下倾斜扫查，以免漏掉肋骨后方病变。

（2）胸膜转移瘤表现为低回声时，易误诊为胸膜腔积液，应予以注意。

第四节　纵隔疾病

因纵隔组织来源广泛，故原发的纵隔肿瘤种类很多，但根据其来源，大体上分为 5 类：①来源于胸腺；②来源于生殖细胞；③来源于甲状腺；④来源于神经；⑤来源于淋巴结和支气管。前三者多位于前上纵隔或前纵隔，以胸腺肿瘤、畸胎瘤最多见。神经源性和胃肠源性肿物多位于后纵隔脊柱旁，恶性淋巴瘤和转移癌多位于前纵隔，也可发生在中纵隔。来源于支气管的肿瘤多位于中纵隔。

一、胸腺肿物

（一）病理概要

胸腺淋巴样增生是与重症肌无力有关的最常见的胸腺疾病，约占病例的60%。女性更常见。50 岁以上极为少见。病理确诊的病例中约有 70% 的胸腺表现为异常增大。

胸腺瘤是来源于胸腺上皮的肿瘤，最常见于中年人，20 岁以下甚少见，多见于 30～39 岁，男女发病率几乎相等。恶性率较高。可发生囊性变甚至只残余薄层腺组织。

胸腺脂肪瘤是罕见的肿瘤。肿瘤柔软而不影响相邻结构，以至于发现时体积已经很大。组织学为成熟脂肪组织和不明显的胸腺组织的混合，胸腺组织的多少与患者年龄有关。

胸腺囊肿指来自胸腺咽管的先天性囊肿，不常见，约占纵隔肿瘤和囊肿的1%～3%，多为单纯的无症状囊肿。

临床上伴或不伴眼睑下垂、吞咽困难、咀嚼无力等重症肌无力症状。

（二）声像图表现

1. 胸腺增生及胸腺瘤

肿物位于前上纵隔，单发。胸腺增生表现为胸腺增大，主要为厚度增加，超过各正常年龄组的 1.5 个标准差（20～29 岁，右叶正常平均厚度为 1.18 cm，以后随年龄增长而缩小），为扁平形，侧缘光滑平直，下部略厚于上部。胸腺瘤位于心脏与大血管交界处，呈圆形、扁圆形或分叶状，境界清晰，包膜完整，胸骨上窝高频扫查见内部回声略高于甲状腺，光点粗于甲状腺组织，分布欠均匀。胸骨上窝及胸骨旁低频扫查呈低回声，光点分布均匀，后方回声无明显改变。胸腺瘤可广泛坏死、囊性变，仅剩结节状瘤组织位于纤维囊壁上，并见钙化和胆固醇结晶引起的强光点、光斑。增生的胸腺或胸腺瘤与主动脉之间有薄层完整的脂肪层。当肿瘤边界不清、突破包膜生长，或侵入肺组织时强烈提示恶性胸腺瘤。肿瘤侵及心包时可出现心包积液。

2. 胸腺囊肿

可见于前上纵隔和颈部的下颌角与胸骨之间，单房或多房，具有一般囊肿的特征，壁薄光滑，未并发囊内出血时暗区内清晰，有囊内出血时可见密集弱光点，囊壁可见钙化强光点。

3. 胸腺脂肪瘤

前纵隔巨大肿块，自上向下生长，以下胸部最为显著，边缘规则，包膜完整，内部回声与脂肪组织的多寡有关。多表现为均匀高回声，内可见岛屿状低回声的胸腺组织。肿块紧贴于心脏上，易造成心脏肥大的假象，应予以注意。

（三）彩色多普勒

于增生的胸腺内可见正常动、静脉通过，血管无移位。恶性胸腺瘤可见较丰富的血流信号。

（四）鉴别诊断

（1）胸腺增生需与胸内甲状腺肿鉴别：两者均位于前上纵隔，回声相似。但后者多伴肿块内结节，可随吞咽上下移动，放射核素扫描呈阳性。

（2）当胸腺瘤囊性变仅残余薄层腺组织需与胸腺囊肿鉴别：后者无临床症状，壁为厚薄均匀的高回声。

（3）当霍奇金病侵犯胸腺时可发生囊性变，特别是在治疗后更显著，需与胸腺囊肿鉴别。

（4）前上纵隔低回声肿块伴有库欣（Cushing）综合征时，应考虑胸腺类癌。

二、生殖细胞肿瘤

（一）病理概要

生殖细胞肿瘤占纵隔肿瘤和囊肿的20%，绝大多数位于前纵隔，来源于生殖细胞，以良性畸胎瘤较常见。畸胎瘤可分为成熟型和未成熟型两大类，又以成熟型囊性畸胎瘤最常见，约占纵隔生殖细胞肿瘤的70%，好发于青少年，由3个胚层的各种成熟组织组成，切面以囊性为主，充满皮脂样物，可见牙齿、毛发等，可破入气管、支气管树。未成熟型畸胎瘤多为实性和恶性。纵隔最常见的恶性生殖细胞肿瘤是精原细胞瘤，其他包括胚细胞癌、恶性畸胎瘤、绒癌和内胚窦瘤等，多见于男性。精原细胞瘤几乎都发生在胸腺，形态学表现睾丸精原细胞瘤一致。畸胎癌约占纵隔生殖细胞肿瘤的5%，生长迅速，广泛侵袭，常见出血坏死。绒毛膜上皮癌多发生于30～40岁，常伴有男性乳腺发育和血浆绒毛膜促性腺激素（HCG）升高。

（二）二维超声表现

肿块好发于前纵隔，于胸骨旁第二肋间扫查见肿瘤回声。右侧者常位于肺动脉主干及左支前方，左侧者常紧邻左心房和右心室流出道。单发，直径5～25 cm。可伴有心脏移位。偶伴少量胸腔积液或心包积液。

1. 囊性良性畸胎瘤

女性多见，呈圆形或椭圆形，边界清楚，包膜完整、光滑、可见侧边声影，以混合回声多见，周边为厚薄不均的等回声至高回声，光点分布不均，可见强光团伴声影，中间为偏心暗区，内见弱光点。部分肿块可见"脂液分层征"，即肿块上层为脂质，呈密集均匀强回声，下层为液暗区。或可见"瀑布征"，由毛发油脂所致的成束或成丛的线状强回声组成。可见钙化强光团伴声影。少数肿块完全为无回声，内充满密集均匀弱光点（皮样囊肿），此时易误诊为实质性肿块，快速转动体位可见光点呈旋涡状流动，后方回声增强。

2. 实性畸胎瘤

以恶性多见。良性者包膜完整，多呈圆形，恶性者体积较大，短期内生长较快，圆形或分叶状，包膜不完整，边缘不清、毛糙。内部为大小不等的低回声，间以团状高回声（脂肪组织）或强光团伴声影（钙化、骨骼组织），有液化时为偏心暗区，暗区与实质分界清楚，暗区内见粗光点，肿块与大血管间的脂肪层消失。肿块中骨骼、脂肪等高回声成分越多，越趋向良性，软组织等低回声实性成分越多越趋向于恶性。伴有胸腔和（或）心包积液时应考虑恶性。

（三）彩色多普勒表现

囊性畸胎瘤一般难以探及彩色血流，囊实性或实性畸胎瘤可于囊壁和低回声的实质部分探及点状血流。

（四）鉴别诊断

（1）皮样囊肿需与支气管囊肿、心包囊肿鉴别。前者囊肿内可见弱光点，后者暗区内清晰。

（2）钙化并非畸胎瘤所特有，在前纵隔的胸腺瘤和甲状腺肿中也可见到，故不能据此诊断畸胎瘤。但因 20 岁以下胸腺囊肿和胸腺瘤很少见，故当发现此年龄段前纵隔囊性病变，特别是周边有钙化灶时，应考虑囊性畸胎瘤。此外，在前纵隔肿块内见到牙齿、毛发或成熟的骨骼组织回声时即可诊断为畸胎瘤。

三、神经源性肿瘤

（一）病理概要

大体上分为两类：一类来自外周神经，包括神经纤维瘤、神经鞘瘤及恶性神经鞘瘤。来源于肋间神经、迷走神经及膈神经的纵隔神经纤维瘤极少见，常伴有其他部位的多发性神经纤维瘤，多为良性，恶性占 10%。神经鞘瘤是由施万细胞起源的良性肿瘤，又称许旺瘤，身体各部均可发生，在纵隔肿瘤中最为常见，其发生率近 30%。有包膜，直径数毫米至数厘米不等，常有出血及囊性变。另一类来源于交感神经节，包括神经节瘤、神经节母细胞瘤、神经母细胞瘤及节旁瘤（化学感受器瘤、嗜铬细胞瘤）。患病年龄与这些肿瘤的相对发生率有关，小于 10 岁的患者多属于交感神经类，所有小于 1 岁的患者都是神经母细胞瘤或神经节母细胞瘤。多数神经节瘤、副神经节瘤、神经鞘源性肿瘤发生在 20 岁以上的患者。

（二）二维超声表现

肿瘤常位于后纵隔的椎旁区，单发多见，体积较大，最大径5～15 cm，呈圆形、椭圆形或分叶状，边界清晰，有完整包膜。内部为低回声，大部分光点细致，分布均匀，后方回声无衰减。肿瘤发生脂肪变性时，可出现高回声。发生出血、囊性变时，可见不规则无回声区，甚至完全变成囊性。肿瘤一般不侵犯邻近骨骼。恶性神经鞘瘤多伴有多发性神经纤维瘤病，可见胸膜及肺转移。

（三）彩色多普勒表现

CDFI可见点状、短棒状血流显示。

（四）鉴别诊断

（1）来源于外周神经的肿瘤钙化少见，可横向生长或纵向生长，而来源于交感神经节的肿瘤钙化多见，肿瘤大多沿头足方向纵行生长，与纵隔呈钝角。

（2）需与纵隔胸膜来源的肿瘤鉴别。

（五）注意事项

一般认为，发生于身体其他部位的神经纤维瘤无包膜，神经鞘瘤有包膜，而发生在纵隔内的这两类肿瘤均有完整包膜，因此，在纵隔肿瘤中，不能根据包膜的有无来鉴别两者。

肿块较大时可见不规则无回声，也可整个结节呈类无回声，后方回声稍增强。可同时在颈部探及多个类似结节。肿块还可直接侵犯邻近组织和胸壁。

四、淋巴结肿大

(一) 病理概要

在纵隔肿物中最常见。可由恶性淋巴瘤、转移癌、结节病、感染等引起。淋巴瘤绝大多数原发于淋巴结内，也可发生于结外淋巴组织。分霍奇金病 (Hodgkin's disease, HD) 和非霍奇金病 (Non-Hodgkin's, lymphoma NHL) 两大类，是青少年中最常见的恶性肿瘤之一。组织学上分为 4 型：①淋巴细胞为主型，常见于 35 岁左右男性，少见坏死。②结节硬化型，好发于年轻女性，约 50%伴有纵隔淋巴结肿大。淋巴结被膜增厚，并向内形成宽的条索分隔。③混合细胞型，男多于女，可伴坏死灶。④淋巴细胞消减型，多见于 50 岁以上老年或中年，淋巴结结构完全消失，常伴有灶性或片状坏死。转移性淋巴结肿大最多见的是非小细胞肺癌和食管癌的转移。

(二) 二维超声表现

好发于前纵隔和中纵隔。恶性多见。经胸骨上窝、锁骨上及胸骨旁第二肋间扫查，于胸腔大血管前方见圆形、卵圆形肿块，多个淋巴结融合时呈分叶状，有不完整包膜，内部呈弱回声，光点细致均匀。

(三) 彩色多普勒表现

结节内常见坏死液化，因而难以显示自淋巴门进入的血流。

(四) 鉴别诊断

淋巴瘤需与纵隔淋巴结转移癌鉴别，转移性淋巴结较少超过 3 cm，回声多不均匀，淋巴瘤和结节病肿瘤较大，回声多均匀。淋巴瘤的回声相对较低，结节病和淋巴结结核的回声相对较高。如结节内有钙化，则强烈提示结核。恶性淋巴结的短径多≥1.0 cm，长径多≥1.5 cm，以短径最有意义。但还需注意寻找原发病灶。

五、胸内甲状腺肿瘤和瘤样病变

（一）病理概要

最多见的是结节性甲状腺肿，甲状腺癌占3%左右。从发生学上来说，纵隔内甲状腺结节性增生并不是来自异位的甲状腺组织，而是由于颈部甲状腺的位置下降或肿大达前纵隔。肿块位于气管前方，偶可由一细蒂连接达到气管后部。可导致呼吸困难和声音嘶哑、吞咽困难，甚至出现上腔静脉综合征。

（二）二维超声表现

于胸骨上窝扫查，可见胸骨后肿块边界清楚，与颈部甲状腺相延续，内部回声与颈部甲状腺声像图一致，可呈分叶状，可伴钙化，可随吞咽上下移动，可使气管移位。当肿块边界不清，或肿块内出现边界不清的低回声区，或邻近的淋巴结肿大时，应高度怀疑甲状腺癌。

（三）彩色多普勒表现

前纵隔甲状腺肿与颈部甲状腺肿一致，气管后甲状腺肿血供来自细蒂内的血管。受探查条件限制，有时难以显示。

（四）鉴别诊断

本病需与胸腺肿瘤鉴别。向颈部追溯可见前者与颈部甲状腺相连，并随吞咽上下移动。同位素扫描可进一步证实前纵隔肿物来自甲状腺组织。

（五）注意事项

7%的甲状旁腺肿瘤发生在前上纵隔，应予以注意。

六、支气管囊肿

（一）病理概要

起因于肺原基的发育障碍。可发生在气管、支气管树的任何部位，多发生在气管隆突周围，中纵隔多见。多见于新生儿，且常伴有肺的其他发育异常。囊肿大小不等，可单发或多发。囊壁被覆假复层纤毛柱状上皮细胞。

（二）二维超声表现

单发，圆形或卵圆形囊性肿块，单房多见。包膜完整，壁较厚。由于其内容物为脓稠的黏液样物质，囊内可见弱光点。当囊肿与气管相通时，可见上方为气体强回声，下方为囊肿无回声。

（三）彩色多普勒表现

包膜上偶见较粗的滋养血管。

七、心包囊肿

心包囊肿为先天性间皮囊肿。多发生于中纵隔的右前心膈角，为圆形、卵圆形或不规则形无回声，边缘光滑，有包膜，后方回声增强。

第五节　肺部疾病

一、肺脓肿

(一) 病理概要

由化脓性细菌所引起的肺实质炎症、坏死、液化所致。最常见的病原菌有葡萄球菌、链球菌、肺炎球菌、厌氧性梭形杆菌及螺旋体。右肺较左肺多见，因病菌侵入肺内的方式不同而好发部位不同。吸入性肺脓肿好发于右肺上叶后段及下叶尖段。支气管（肿瘤）阻塞性肺脓肿发生部位与肿瘤发生部位有关。肺炎后肺脓肿多位于上叶。脓毒血症肺脓肿体积较小，多位于胸膜下。脓肿与胸壁的距离<1 cm 或脓肿与胸壁间的肺组织有炎症、水肿、渗出时，超声方可探及。

(二) 二维超声表现

肺周边部见圆形、类圆形的低至等回声或混合回声肿块，边界尚清，高频超声因受两侧肺气干扰不显示包膜回声，低频超声可见高回声包膜。液化后内部可为无回声，当脓肿与气管相通有空气吸入时，可出现气-液平面，其上方为条状气体强回声，下方为脓团稍高回声。该处肺表面平整或稍隆起。肿块可随呼吸上下移动。部分可伴有局部胸膜增厚和（或）少量胸腔积液。

(三) 彩色多普勒表现

肿块内难以显示彩色血流。

（四）鉴别诊断

1. 周围型肺癌

需与低回声型脓肿鉴别，有气液平面更支持脓肿诊断。

2. 结核瘤

需与低回声型脓肿鉴别，结核瘤相对较小，多为圆形，有包膜。瘤内的钙化多为斑点状、环状，而脓肿内的气体强回声呈条状、团状。

（五）注意事项

注意寻找脓肿与胸壁最贴近的部位（即声窗），有利于显示肿块全貌。适当降低增益、采用高频扫查有助于显示局部胸膜受累情况。

二、肺炎性假瘤

（一）病理概要

本病的本质为增生性炎症，是肺慢性炎症修复机化后形成的局限性瘤样病变。发病年龄以 30～40 岁多见，男多于女。临床上常有呼吸道感染或肺部炎症的病史。肿块可发生于肺的任何部位，以肺周边部较多见，可有或无假包膜，直径为 2～5 cm。

（二）二维超声表现

位于周边部的肿瘤常可显示。多表现为圆形、类圆形的均匀性低回声肿块，边界清晰，部分可见强回声包膜。也可表现为周边厚薄不均的低回声区，中心为稍高回声区，两者间见环状高回声壁。后壁回声稍增强。无粘连时与呼吸同步运动。常伴局部胸膜增厚。

（三）彩色多普勒表现

肿块内难以显示彩色血流。

（四）鉴别诊断

需与周围型肺癌鉴别，后者常伴胸膜回声中断。

三、肺结核瘤

（一）病理概要

属于继发性肺结核的病变类型之一。由结核结节扩大融合或浸润性结核治疗后纤维包裹干酪样坏死或空洞坏死，外围的纤维膜增厚所致。常为单发，直径多在 2～4 cm，有包膜，中心为干酪样坏死。常无症状。

（二）二维超声表现

常发生于肺周边部的胸膜下肺组织，尤其是肺尖的背段，肿块一般不超过 2 cm。根据病程不同声像表现不同：①圆形，边界清楚，包膜薄，内部呈均匀低回声。此类较多见。②呈分叶状。临近胸壁处稍隆起，有较厚的强回声包膜，内部光点粗细不一，强弱不等，分布不均。中央有液化时，可出现厚壁弱回声区。有空洞者，可见气体反射强回声。多伴有局部胸膜增厚。③结节钙化时，可出现斑点状、团状强回声，后方伴声影。

（三）彩色多普勒表现

肿块内难以显示彩色血流。

（四）鉴别诊断

需与周围型肺癌、肺炎性假瘤鉴别。后两者肿块相对较大，均无包膜，无结核病史。

（五）注意事项

因结核瘤常见于肺尖及背段，应注意锁骨上窝及背部肩胛骨间的扫查。

四、肺间质慢性炎症

（一）病理与临床

由多种病因引起多种病理改变，主要为不均匀纤维化、平滑肌增生，肺间质内淋巴细胞浸润，或肺泡腔内充满大单核细胞等。慢性者起病隐匿，进展缓慢。患者最终死于呼吸衰竭。

（二）二维声像图表现

肺表面多发性低回声，边界清，无包膜，呈蘑菇状，基底宽，向肺内凸出，内部光点细，分布欠均匀或不均匀。

（三）彩色多普勒表现

较大肿块内可显示少量彩色血流。

五、肺实变

（一）病理概要

肺实变指终末细支气管以远的含气腔隙内的空气被病理性液体、细胞或组织所替代，通常由细菌、病毒等微生物感染所引起，病变累及的范围可小至腺泡，大至肺叶，甚至全肺。以左下肺叶常见，右下肺叶次之。男多于女。可并发肺脓肿、化脓性胸膜炎及脓胸。

（二）二维超声表现

全肺或肺叶实变时，胸腔内见楔形、三角形实质性中低回声，沿胸廓走向，体积略小于胸廓，边界清晰，脏层胸膜光滑，呈线状强回声，实质回声低于肺不张的回声，类似于肝实质回声，内部光点分布尚均匀，可随呼吸移动，内见散在分布的树枝状支气管回声，管壁平整、管腔较细窄，腔内含有液体，称支气管液相，也可见线状、树枝状强回声，称支气管气相。肺段实变时，可见类三角形或不规则形的实质性中低回声，支气管气相相对多见。可伴有胸腔积液。

（三）彩色多普勒表现

可见自肺门伸入实质的彩色血流。彩色多普勒可用于区别肺血管与支气管液相。

六、肺不张

肺不张，即肺叶或肺段萎陷。

（一）病理概要

原本含气的肺因压迫或阻塞变为萎陷。肺不张的原因有四大类：①阻塞性，气管与肺泡的正常交通丧失。②被动性，有病变（如气胸、大量胸腔积液、胸腔肿瘤）占据胸腔，使胸膜腔负压消失，导致肺回缩到静止状态。③粘连性。④瘢痕性，继发于肺纤维化。

（二）二维超声表现

肺叶不张时无气的肺叶体积明显缩小，呈尖朝下的三角形实性回声，内部回声高于肝实质回声，光点细致，分布均匀，肺膨胀不全时周边为均匀的中局回声，近肺门部侧见气体强回声，可见支气管气液相。多伴有胸腔积液。可伴有肺门部肿块。

（三）鉴别诊断

需与肺实变鉴别。后者肺体积无明显缩小，部回声颗粒粗大，分布欠均匀。

七、肺癌

（一）病理概要

肺癌发病年龄多在 45 岁以上，男多于女。根据组织学类型分为：非小细胞肺癌（NSCLC），包括鳞状细胞癌、腺癌、未分化癌）和小细胞肺癌（SCLC）。前者通常采用手术切除或放疗，后者对化疗非常敏感。根据形态分为结节型、巨块型、支气管周围型及弥漫浸润型。根据发生部位分为：①中央型，占半数以上，肿瘤发生于主支气管或叶支气管，多为鳞状细胞癌；②周围型，占第二位，起源于肺段以下的末梢支气管或肺泡，多为腺癌；③弥漫型，较少见，多为细支气管肺泡细胞癌。

（二）二维超声表现

1. 中央型

当肿块较大或伴有胸腔积液、肺不张、肺实变时可被超声显示，直径多在 3～5 cm，形态不规则，或呈分叶状，无包膜，无声晕。绝大部分呈弱回声，也可为等回声或不均匀高回声，边界多清晰，周边呈蟹足样，内部可见高回声光点。体积较大、发生坏死液化时，可形成薄壁偏心的无回声区，内见强光点，并随体位改变或快速呼吸而产生光点飘浮现象，有学者称之为"闪烁光点征"，为残存的含气肺组织。伴有肺实变时，可于肺组织内见"支气管液相"声像。研究证实，"支气管液相"对诊断中心型肺癌具有较高的价值。伴较多胸腔积液时，可见肺门淋巴结肿大。

2. 周围型

直径多为2~8 cm。此型最易为超声显示，呈类圆形、不规则形，大部分边界清晰，无包膜，无声晕。内部回声以低回声多见，也可为等回声或回声强弱不等。肿瘤回声一般高于中央型肺癌，分布依病理类型略有差异，鳞癌回声分布多不均匀，光点粗大。未分化癌多呈均匀低回声。脏层胸膜中断、内收，呈"兔耳征""V"形，系脏胸膜受肿瘤内瘢痕组织牵拉所致，较具特异性。后方回声因肿瘤与肺组织的明显声阻差而显示增强，有时可见轮辐状彗星尾征。

3. 弥漫型

粟米至1 cm大小，若不伴有肺叶不张和（或）实变，此型超声难以显示。

（三）彩色多普勒表现

中央型肺癌难以显示肿块内血流，周围型肺癌从右肋缘下或剑下扫查时，可见肝静脉受压变细，内见五彩血流，或可见静脉内转移性栓子。

（四）鉴别诊断

肺周边部良恶性肿块的鉴别：国内陈敏华等认为，具有以下征象时可诊断为良性病变。①病变呈楔形和（或）呈等回声；②病变内部可见散在的小支气管相；③病灶与肺组织边界欠清晰、模糊和（或）局部胸膜未见隆起、中断。根据该标准诊断肺内良性病变的敏感性为61%，特异性95%，诊断准确率为86%。

参考文献

[1] 柏宁野，周宏良，张华玲，等．胆囊切除术后残余胆囊的声像图研究
[J]．中国超声医学杂志，2003，19（10）：766-768．

[2] 毕静药，李胜利，刘菊玲，等．三平面交超声扫查诊断胎儿唇腭裂的价值
[J]．中国妇幼保健，2005，20（16）：2082-2083．

[3] 蔡香然，陈棣华．消化道平滑肌类肿瘤的 X 钡餐造影与 CT 诊断［J］．
临床放射学杂志，2002，21（4）：283-286．

[4] 蔡庄伟，杜立峰，张长运，等．超声对出血坏死性胰腺炎早期诊断及随访
的评价［J］．实用放射学杂志，2004，20（10）：935-937．